DE

L'ANGINE DE POITRINE

RHUMATISMALE

(HYPÉRÉMIE DU PLEXUS CARDIAQUE)

PAR

Le Dr Antony MARTINET

Ancien interne des hôpitaux,
Membre de la Société Clinique.

PARIS

A. DELAHAYE et E. LECROSNIER, LIBRAIRES-ÉDITEURS

2, Place de l'École-de-médecine

1884

DE

L'ANGINE DE POITRINE

RHUMATISMALE

(HYPÉRÉMIE DU PLEXUS CARDIAQUE).

DE
L'ANGINE DE POITRINE
RHUMATISMALE
(HYPÉRÉMIE DU PLEXUS CARDIAQUE)

PAR

Le Dr Antony MARTINET

Ancien interne des hôpitaux,
Membre de la Société Clinique.

PARIS

A. DELAHAYE et E. LECROSNIER, LIBRAIRES-EDITEURS
2, Place de l'École-de-médecine

1884

A LA MÉMOIRE DE MON PÈRE

A MA MÈRE

A MON ONCLE A. MARTINET ET A MA TANTE

Témoignage de mon affection toute filiale et de ma profonde
reconnaissance.

Martinet.

M. LE PROFESSEUR PETER

Professeur à la Faculté de médecine,
Médecin à l'hôpital de la Charité,
Membre de l'Académie de médecine,
Officier de la Légion d'honneur.
(Internat 1883.)

M. LE DOCTEUR SIREDEY

Médecin de l'hôpital Lariboisière,
Chevalier de la Légion d'honneur.
(Internat 1882.)

M. LE DOCTEUR GUIBOUT

Médecin de l'hôpital Saint-Louis,
Chevalier de la Légion d'honneur.
(Internat 1881.)

M. LE DOCTEUR PÉAN

Chirurgien de l'hôpital Saint-Louis,
Officier de la Légion d'honneur.
(Internat 1880.)

M. LE DOCTEUR LEGRAND DU SAULLE

Médecin de la Salpêtrière,
Officier de la Légion d'honneur.
(Internat provisoire 1879.

M. LE DOCTEUR LE DENTU

Professeur agrégé à la Faculté de médecine,
Chirurgien de l'hôpital Saint-Louis,
Chevalier de la Légion d'honneur.
(Externat 1878.)

DE

L'ANGINE DE POITRINE

RHUMATISMALE

(HYPÉRÉMIE DU PLEXUS CARDIAQUE).

INTRODUCTION.

De toutes les déterminations viscérales du rhumatisme aigu, les cardiopathies sont certainement les plus fréquentes, et l'expérience de chaque jour vient démontrer la légitimité des lois édictées par Bouillaud, sur la coïncidence de l'endo-péricardite et des arthropathies rhumatismales.

L'endocarde et le péricarde ne sont pas les seuls éléments du cœur que peut frapper le génie rhumatismal ; l'offense morbide peut encore atteindre son muscle, le myocarde et ses nerfs, les filets du plexus cardiaque.

Ce sont là des localisations, moins connues que les précédentes, car elles ne peuvent, comme celles-ci, se révéler par des signes physiques, facilement accessibles à nos moyens d'investigation clinique. Cependant, leur existence ne saurait être niée et les affections dynamiques du cœur, par lésions variées de ses nerfs, doivent aujourd'hui prendre place en nosologie.

Il appartenait à notre éminent maître, M. le professeur Peter, de les faire connaître; plusieurs chapitres de son récent Traité des maladies du cœur sont consacrés à l'étude des troubles fonctionnels et dynamiques de l'organe central de la circulation.

Parmi ces maladies, il en est une intéressante entre toutes, l'angine de poitrine par hypérémie rhumatismale du plexus cardiaque.

Les faits de ce genre sont assez rares; nous avons eu la bonne fortune d'en observer un des plus remarquables, au commencement de l'année dernière, à l'hôpital de la Charité, dans le service de M. le professeur Peter. Notre cher maître a bien voulu nous autoriser à le publier, et se faire l'inspirateur du travail que nous avons entrepris sur ce sujet. Qu'il nous permette de lui adresser ici nos remerciements les plus sincères pour les excellents conseils qu'il nous a prodigués et pour la bienveillance qu'il n'a cessé de nous témoigner dans le cours de nos études médicales.

HISTORIQUE.

Nous n'avons nullement l'intention de faire, d'une manière complète, l'histoire de l'angine de poitrine ; il serait trop long et d'un intérêt minime, en somme, d'énumérer tous les travaux qui ont paru sur ce sujet, depuis la lettre de Rougnon à Lorry et la communication d'Heberden au Collège royal de Londres. Du reste, on trouvera, dans de récentes et savantes monographies, des détails bibliographiques assez nombreux et assez précis, pour que nous nous soyons cru dispensé de les reproduire.

Nous avons supposé qu'il serait plus utile de soumettre à une sorte d'analyse critique quelques-unes des théories en vogue sur la nature de l'angor pectoris. Deux théories seulement nous retiendront ; car le temps et l'incessant progrès des sciences médicales ont fait justice de la plupart de celles qui avaient vu le jour. Beaucoup d'entre elles, en effet, reposaient sur des faits anatomiques grossiers, superficiels, et généralement trop isolés, p ur avoir quelque valeur. Quand un observateur avait pratiqué l'autopsie d'un malade mort d'angine de poitrine, il ne manquait jamais de reconnaître, comme cause de la maladie, la lésion la plus matérielle, celle qui l'avait le plus frappé : l'ossification des cartilages costaux (Rougnon) ; l'induration des valvules semi-lunaires (Wall) ; l'accumulation de graisse dans le médiastin ou l'inflammation de cette région (Fotherghill) ; l'ossification des artères coronaires (Jenner, Parry); les lésions de l'aorte et des gros vaisseaux (Stokes, Gintrac, Corrigan).

L'autopsie était-elle négative, on échafaudait une

théorie hypothétique, telle que : le spasme du cœur (Heberden); la névralgie des nerfs cardiaques et pulmonaires (Desportes, Jurine); de la dixième paire (Fotherghill); la contraction des organes abdominaux (Averardi, Brera); la goutte cardiaque (Elsner) : la goutte diaphragmatique (Butler) ; etc.

M. le D⁚ Huchard, dans le très remarquable travail sur les *Angines de poitrine*, qu'il vient de publier dans la *Revue de médecine*, a dressé un tableau historique et pathogénique, que l'on consultera avec avantage, si l'on désire connaître exactement toutes les théories et les noms de leurs promoteurs.

Aujourd'hui, deux opinions, parfaitement tranchées, se partagent les suffrages, quant au mécanisme, au procédé instrumental de l'angor pectoris : les uns placent le siège de tous les accidents observés dans une *lésion* ou un *trouble fonctionnel des nerfs cardiaques* ; pour les autres, c'est l'*ischémie du myocarde* qu'on en doit rendre responsable.

Quelles que soient les lésions révelées par l'examen clinique ou constatées à l'autopsie, aortite chronique, athérome, altérations du myocarde, ou quels que soient les troubles fonctionnels mis en avant, on peut ramener tous les cas à l'un des deux états précédents.

Nous nous hâtons de déclarer que, pour nous, le plexus cardiaque est le siège organique de l'angine de poitrine ; les faits que nous avons observés, et qui concernent une variété de cette affection, ne nous ont pas laissé de doute à cet égard.

C'est Desportes qui a écrit le premier que l'angine de poitrine était une affection nerveuse siégeant dans les plexus nerveux de la poitrine (1). Il distinguait deux variétés, l'une pulmonaire, l'autre cardiaque, et regardait les lésions thoraciques comme conséquence de l'affection nerveuse.

(1) Desportes. Traité de l'angine de poitrine, 1811.

Laënnec en fit une névrose et il admit également les deux formes, pulmonaire et cardiaque.

Gintrac pénétra plus avant dans la question ; il constata l'inflammation de l'aorte et dit : Il est probable que les nerfs du plexus sont affectés, qu'ils sont le siège de cette douleur si violente (1).

Cette opinion a été émise aussi par Corrigan (1836) (2).

Lartigue suppose que, dans le cas d'aortite, il y a des tiraillements des nerfs cardiaques, mais il incline à croire que l'angine résulte plutôt de la participation des nerfs au travail pathologique dont l'aorte est le siège (3). Cette idée, à laquelle il ne manquait que le contrôle anatomique, pour prendre rang définitivement dans la science, fut accueillie presque sans réserve. Aussi, à partir de ce moment, les nerfs cardiaques sont généralement regardés comme le siège de l'angine de poitrine. La névralgie du plexus est soutenue par Axenfeld, Bouchut, Parrot, Bucquoy.

Les lésions soupçonnées par Lartigue devinrent une réalité, après que M. Lancereaux eut présenté à la Société de biologie (1864) deux observations avec autopsies : elles ont été publiées dans la thèse de son élève Loupias (4). On y voit « que l'inflammation des tuniques de l'aorte s'est propagée au plexus cardiaque, dont quelques-uns des filets sont compris dans une sorte de gangue appliquée à la partie externe du vaisseau ». L'examen microscopique des filets et des ganglions montra « que de nombreux noyaux ronds se trouvaient interposés sous forme d'amas entre les éléments tubuleux qu'ils semblaient comprimer plus ou moins. La portion mé-

(1) Gintrac. Journal de la Société de médecine de Bordeaux, 1835.

(2) Corrigan. Traduction in Arch. gén. de méd., 1838.

(3) Lartigue. De l'angine de poitrine. Mémoire couronné par la Société médicale de Bordeaux, 1838.

(4) Loupias. De quelques observations d'anatomie pathologique, pour servir à l'étude de l'angine de poitrine. Th. de Paris, 1865.

dullaire de ces éléments était d'ailleurs légèrement grisâtre et grenue ».

En 1873, M. le professeur Peter rapporte deux nouvelles observations fort importantes, qui font faire à la question un pas décisif (1).

Dans la première, il s'agit d'un cas d'aortite avec inflammation étendue au feuillet viscéral du péricarde. Celui-ci était lié au feuillet pariétal par des fausses membranes au voisinage desquelles passait le nerf phrénique; les filets du plexus cardiaque étaient étranglés au milieu d'un tissu adventice fortement feutré. « Au microscope, les tubes nerveux étaient comme enfouis dans une gangue des plus épaisses de tissu conjonctif. Dans le feutrage serré de celui-ci, se voyait une quantité considérable de noyaux de prolifération. Le tissu conjonctif exubérant, qui avait écarté les tubes nerveux les uns des autres, les avait étranglés de place en place, de façon qu'en certains points la gaine du nerf était vide de tissu nerveux. Enfin, celui-ci était considérablement altéré, et la myéline y était transformée presque partout en une masse granuleuse amorphe. »

Il y avait donc endartérite chronique, inflammation de la totalité des parois de l'aorte et péricardite chronique, d'où les nerfs du plexus étaient forcément intéressés par la transmission de l'inflammation de l'aorte au péricarde. En outre, les nerfs phréniques présentaient au microscope une prolifération des éléments du névrilème avec étranglement des tubes nerveux et leur altération granuleuse.

La deuxième observation est relative à un cas d'aortite chronique avec dilatation de la crosse et de l'aorte thoracique. Même aspect extérieur, même lésions histologiques des nerfs cardiaques.

La névrite cardiaque, comme cause d'angine de poi-

(1) Peter. Leçons de clinique médicale, t. I, 1873.

trine, est donc mise hors de contestation, et le professeur Peter a fait voir, de la manière la plus évidente, que le travail de phlogose s'étendait alors de l'endartère aux parois aortiques, aux tissus péri-aortiques, y compris les filets nerveux, et enfin au péricarde.

Poussant encore plus loin l'analyse anatomique, notre savant maître démontre que l'inflammation ne reste pas limitée au péricarde, mais qu'elle s'étend au nerf phrénique, en rapport avec la séreuse; il découvre, fait considérable dans l'histoire de l'angine de poitrine, la névrite du phrénique.

Tels sont les faits anatomiques qui ont servi de base à la théorie de l'angine de poitrine par névrite cardiaque et phrénique. A la névrite cardiaque correspond cette douleur atroce, rétrosternale, et que la pression réveille dans le deuxième espace intercostal gauche vers sa partie interne.

Les nerfs du plexus étant irrités, enflammés, chacun des nerfs qui le constituent réagit suivant son mode fonctionnel : excitation du sympathique, d'où les palpitations, et la pâleur de la face avec tendance syncopale, phénomènes dus au tétanos vasculaire et sur lesquels nous reviendrons plus loin; irritation des filets du nerf vague, d'où le ralentissement du pouls, la dyspnée, les phénomènes laryngés et la strangulation. Enfin, névrite diaphragmatique et ses conséquences : angoisse respiratoire par contraction tétanique du diaphragme, douleur constrictive à la base de la poitrine et au cou.

Cette irritation concomitante du nerf phrénique nous explique encore, anatomiquement, les irradiations douloureuses au cou, dans la mâchoire, à l'épaule gauche, dans le bras du même côté et jusque dans l'auriculaire et le petit doigt. Il suffit pour cela de se reporter aux anastomoses normales du phrénique avec la branche descendante de l'hypoglosse, le cordon qui unit les ganglions supérieur et moyen du grand sympathique, les filets du sous-clavier et les cordons de formation des quatrième et cinquième, quelquefois troisième branches cervicales.

Cette névrite cardiaque chronique avec névrite phrénique concomitante est le plus souvent symptomatique de l'aortite chronique par athérome et par conséquent on la rencontre de préférence chez les vieillards, chez les goutteux, certains rhumatisants, les alcooliques, en un mot, chez les artério-scléreux.

Elle accompagne aussi certains anévrysmes de la crosse et quelques tumeurs ganglionnaires du médiastin.

Elle peut revêtir la forme aiguë : elle se présente alors comme complication de la péricardite aiguë : l'inflammation localisée en pareil cas au cul-de-sac supérieur de la séreuse envahit les deux feuillets dans toute leur épaisseur et de là rayonne d'une part sur les nerfs cardiaques, de l'autre, sur les phréniques.

Les nerfs du cœur peuvent aussi être frappés, protophatiquement par la fluxion rhumatismale, et cela, indépendamment de toute lésion, soit de l'aorte, soit du péricarde : c'est l'angine de poitrine rhumatismale.

Parfois la névrite du phrénique, soit aiguë, soit chronique, peut faire défaut : la symptomatologie est alors écourtée, c'est la forme ébauchée : la douleur précordiale est aussi vive, mais les irradiations sont moins constantes, moins accentuées. Elles peuvent exister cependant : ce qu'il est facile d'admettre, car les nerfs pneumogastriques s'anastomosent avec l'arcade que forment les branches antérieures des deux premières paires cervicales ; avec les ganglions cervicaux supérieur et moyen et par eux sont en communication avec presque tous les filets du plexus cervical.

Souvent, à l'autopsie, avons-nous dit, on ne trouve aucune lésion du plexus, ni des gros vaisseaux, alors que, pendant la vie, on n'avait constaté aucun signe de péri-

cardite ou d'aortite; il y a, dans ce cas, névralgie cardiaque : celle qu'on rencontre chez les névropathes et les
tabagiques. Au point de vue symptomatique, elle revêt
de préférence la forme ébauchée, comme aussi sa gravité
est moindre.

Cette théorie, dite *théorie nerveuse*, que M. le professeur Peter a si brillamment soutenue, repose sur de
nombreuses constatations nécropsiques. Sans parler des
quatre observations dont il a déjà été question, nous
pouvons citer : le fait de Haddon, où le nerf phrénique
gauche était comprimé par de petites tumeurs grosses
comme des noisettes (1) ;

Le cas de Heine, rapporté par Guttman, avec autopsie par Rokitansky, où le nerf phrénique droit et le
nerf cardiaque étaient enchevêtrés au milieu d'un cer-
nombre de tumeurs peu volumineuses (2);

Une observation de Barety : angine de poitrine chez
une tuberculeuse dont le pneumogastrique droit était
comprimé par les ganglions et se trouvait fortement
congestionné (3);

La communication de Bazy à la Société clinique sur
un cas d'anévrysme de l'aorte ; les nerfs du plexus présentaient des renflements moniliformes assez volumi-
neux (4).

La seconde théorie pathogénique est celle qui place le
point de départ des accidents douloureux dans *l'ischémie
cardiaque* par *rétrécissement des artères coronaires*.
Cette dernière condition se trouve particulièrement réalisée dans l'athérome de ces vaisseaux. Depuis longtemps
Jenner, Parry, Dance, avaient dit que l'athérome des
coronaires était la cause de l'angine de poitrine, mais

(1) Haddon. Edinburg med. Journ., juillet 1870.
(2) Guttmann. Anat. med. phys. med. f. kl. med., Berlin, 1873.
(3) Baréty. Adénopathie trachéo-bronchique. Th. de Paris, 1874.
((4) Bazy. Bulletin de la Société clinique de Paris, 1878.

ils ne s'étaient point expliqués catégoriquement sur le mécanisme. Ce n'est que plus tard qu'on invoqua l'irrigation défectueuse du cœur et la cessation brusque de l'apport sanguin. Cette idée fut défendue par Kreysig (1), Balfour et M. le professeur Potain (2). M. le professeur G. Sée admit cette pathogénie de la façon la plus formelle (3); enfin, M. le D\` Huchard, dans le travail dont nous avons déjà parlé, ne reconnaît pas d'autre cause applicable à ce qu'il appelle l'angine vraie (4).

L'athérome coronaire n'est pas la seule cause organique d'ischémie cardiaque : Virchow et Conheim ont cité des cas d'obstruction coronaire par embolie : c'est là une circonstance assez rare.

Étant donné le rétrécissement des coronaires, voici comment s'enchaîneraient les phénomènes :

Le cœur, mal irrigué habituellement par le fait de la diminution de calibre de ses vaisseaux, est toujours en état d'imminence morbide. S'il n'est pas excité, il fonctionne bien, mais viennent, un effort, une ascension, un mouvemement brusque, une émotion, il n'arrive pas assez de sang aux muscles et aux nerfs, d'où la douleur et l'anxiété. Il se passerait pour le cœur ce qui se passe pour les membres inférieurs, alors que les artères iliaques sont incomplètement oblitérées : la circulation, quoique imparfaite, se fait à peu près pendant le repos ; mais au moment de la marche ou d'un effort, le sang n'y arrive pas en quantité suffisante, et les membres se fatiguent et deviennent douloureux. Il y aurait donc pour le cœur, ainsi qu'on l'a dit, du reste, une sorte de claudication intermittente. La douleur qui en résulte est comparable à

(1) Kerysig. Die krankheiten des herzens.; Berlin, 1814-1817.

(2) Potain. Des différentes formes de l'angine de poitrine. Gaz. des hôp., 1879.

(3) G. Sée. France médicale, 1876 et Traité des maladies du cœur, 1883.

(4) Huchard. Des angines de poitrine. Revue de médecine, 1883.

celle que les anémiques éprouvent dans certains muscles et serait plus aiguë en raison de l'importance de l'organe atteint.

Pour M. le professeur Sée, l'olighémie d'un nerf sensible se traduisant par de la douleur, le pneumogastrique, qui serait le seul nerf sensible du cœur, devient donc douloureux. Cette impression, transmise au centre, se réfléchit par le spinal, d'où, arrêt des battements, puis épuisement et palpitations.

Quant aux irradiations, elle se comprennent de la façon la plus simple ; elles sont de même nature que ces transmissions douloureuses, qu'on a désignées sous le nom d'algies réflexes (1). « L'excitation des filets cardiaques du pneumogastrique se transmet aux autres et de là, irradiant par voie centrifuge dans les différents nerfs sensibles, se manifeste sous forme de phénomènes douloureux excentriques.» (G, Sée.)

Dans les cas où on ne peut faire intervenir l'athérome coronaire, puisqu'il n'existe pas, on admet un spasme des vaisseaux coronaires produisant l'ischémie, brusque : spasme chez les tabagiques, les névropathes, etc..... En résumé, l'angine de poitrine serait le résultat d'une ischémie cardiaque, *organique* ou *fonctionnelle*. La première forme grave, qui tue presque toujours, est dite angine vraie, les autres, bénignes, sont appelées pseudo-angines. Nous verrons plus loin ce qu'il faut penser de ces dénominations.

Nous avons déjà déclaré que nous placions la cause instrumentale de l'angine de poitrine dans le plexus cardiaque : nous allons maintenant exposer les motifs de notre détermination et donner les raisons pour lesquelles nous rejetons l'ischémie cardiaque.

On s'est fondé surtout sur les résultats nécropsiques pour regarder le rétrécissement coronaire par athérome

______

(1) Tripier. Arch. gén. de méd., 1869.

comme la seule condition anatomique vraie, puisque cet
état particulier a été rencontré un assez grand nombre de
fois ; mais on oublie que, dans près de la moitié des cas,
on n'a pas trouvé d'athérome. C'est alors qu'on a fait intervenir le spasme. Il nous semble qu'en disant névralgie,
ou trouble fonctionnel du plexus cardiaque, des nerfs du
cœur, on serait singulièrement plus près de la vérité. Cette
hypothèse du spasme des coronaires est entrée, pour quelques auteurs, dans le domaine de la réalité démontrée à la
suite des expériences de Bochefontaine et de Roussy (1).
Ces expérimentateurs ayant lié les coronaires sur plusieurs chiens, ont produit par ce procédé le ralentissement puis la cessation des battements et la mort. Il
serait étonnant qu'il en fût autrement; le cœur ayant
perdu son excitant naturel s'arrête et l'animal meurt:
c'est là une conséquence absolument nécessaire ; l'animal
est en outre dans un état d'angoisse inexprimable: c'est encore tout naturel ; l'arrêt des battements amenant la suppression de la circulation pulmonaire ne peut pas ne pas
provoquer d'angoisse respiratoire. Mais de là, à l'assimi-
lation de ces troubles à ceux de l'angine de poitrine, il y
a loin, croyons-nous ; aussi ces expériences, fort intéressantes, cela est vrai, ne nous paraissent pas de nature
à entraîner les convictions.

Enfin, chaque fois qu'on a trouvé de l'athérome coronaire, a-t-on cherché la périaortite? A-t-on examiné le
plexus cardiaque et à l'œil nu et au microscope? Dans
un grand nombre d'autopsies citées à l'appui de l'athérome coronaire, il n'est pas fait mention de l'état des
tissus périaortiques ni des nerfs du cœur; et quand, par
hasard, on note que les nerfs du cœur ne présentaient
rien de particulier, on s'est borné à les contempler, mais

(1) Roussy. Recherches cliniques et expérimentales sur la pathogénie de l'angor pectoris par rétrécissement ou occlusion des artères
coronaires. Th. de Paris 1881.

on n'en a pas fait l'examen histologique. C'est là cependant une condition indispensable à remplir avant de nier l'existence d'une névrite.

Dans plusiéurs autopsies récentes, cet examen, ayant été pratiqué sérieusement, est resté négatif (observations de Gauthier, Roussy, Leroux) (1). Il y avait, par contre, de l'athérome coronaire ; mais comme l'ischémie cardiaque ne rend pas compte des accidents, ainsi que nous allons le démontrer, nous verrons dans ces observations des exemples d'angine de poitrine par trouble fonctionnel des nerfs du cœur.

On pourrait encore admettre, avec Cardarelli, que le simple processus d'athérome ou d'endardérite déformante, avec ses plaques, ses ulcérations, peut exciter les ramifications des nerfs dans le tissu aortique. Pour l'auteur italien, même l'endartérite, au début, peut, avant d'avoir produit les lésions importantes de la paroi artérielle, irriter les terminaisons nerveuses (2). Dans le tétanos traumatique, il n'y a souvent que l'extrémité d'un mince filet nerveux d'intéressée, et cependant quels accidents formidables !

Enfin, on trouve souvent des plaques calcaires à l'entrée des coronaires, avec dégénérescence du myocarde, sans que pendant la vie on ait observé la sternalgie. Nous pouvons citer, d'après Cardarelli, l'observation de Hommer (3), où, malgré l'occlusion totale des coronaires, les troubles fonctionnels graves du cœur ne furent accompagnés d'aucune douleur de la région cardiaque : le cœur se ralentit graduellement jusqu'au relâchement complet du ventricule.

---

(1) Gauthier. Pathogénie de la poitrine, 1876.

Leroux. Bulletin de la Société anatomique, 1878.

(2) Cardarelli. Le malattie nervose et funzionali del Cudre. Napoli, 1882.

(3) Hommer. Wiener medicinische Wochenschrift.

Donc, l'anatomie pathologique ne saurait avoir, en l'espèce, toute l'importance qu'elle acquiert d'ordinaire. Plus tard, alors que de nouvelles autopsies complètes, et nous insistons sur ce mot : complètes, auront été faites, peut-être que l'une des deux théories sera frappée sans appel ; mais aujourd'hui un jugement équitable et définitif ne saurait être rendu sur le terrain anatomo-pathologique.

Si l'examen cadavérique ne peut en ce moment nous donner la clef du problème, peut-être la physiologie pathologique nous aidera-t-elle à le résoudre. C'est là une épreuve à laquelle nous soumettons la doctrine nerviste avec assurance, car elle est toute à son avantage.

C'est à l'ischémie du myocarde qu'on a rapporté le symptôme caractéristique de l'angine de poitrine, et le premier en date, c'est-à-dire la douleur précordiale. On l'a comparée au sentiment douloureux dont les muscles anémiés sont le siège et aux souffrances de l'asphyxie locale des extrémités. Nous ferons remarquer qu'il n'y a aucune analogie, car la douleur des muscles anémiés et celle de l'asphyxie locale n'éclatent jamais brusquement, pour disparaître avec la même soudaineté ; mais qu'elle s'établit peu à peu, à mesure que les altérations organiques des parties malades progressent, et, qu'une fois installée, elle est presque continue et présente seulement des exacerbations.

Même dans les cas d'ischémie brusque par embolie, il n'y a presque jamais pareille sensation douloureuse. On a avancé que si l'ischémie cardiaque déterminait cette douleur atroce, c'était en raison de l'importance de l'organe. Il n'y a qu'un reproche à faire à cette affirmation, c'est qu'elle n'est nullement conforme à ce que l'on sait de la sensibilité du cœur. Quelque haut placé que soit le cœur dans l'échelle organique, il n'en est pas moins vrai que la sensibilité du myocarde est obtuse : tout le monde est d'accord là-dessus.

Au contraire, cette douleur intense, constrictive, térébrante, ne peut-on pas la comparer, et avec juste raison, aux douleurs fulgurantes de l'ataxie locomotrice ou aux crises lancinantes de certaines névralgies faciales? Par conséquent, n'est-on pas en droit de la considérer comme étant de même ordre, d'ordre nerveux? Son siège justifie pleinement cette interprétation : elle est primitivement rétro-sternale; elle occupe donc la base du cœur, la région périaortique, c'est-à-dire la zone des filets du plexus cardiaque, tandis que si le myocarde et les extrémités nerveuses de ce myocarde étaient le point de départ de la douleur, celle-ci existerait en plein cœur.

Pour ce qui est des irradiations, nous avons vu que M. le professeur Sée les expliquait par les algies centrales de Tripier (1). D'après cet auteur, un nerf peut devenir sensible quand un nerf du voisinage a été atteint ; le centre affecté agit à son tour sur d'autres nerfs sensitifs pour les rendre douloureux.

Dans le cas actuel, c'est le pneumogastrique qui est douloureux, et, comme ses origines centrales sont voisines de la colonne des nerfs cervicaux, les premières paires cervicales sont impressionnées, et, par suite, douleur du cou et de l'épaule, et, par leurs anastomoses avec les filets d'origine du plexus brachial, irradiations dans le bras et les doigts.

A cette interprétation, nous opposerons la réfutation donnée par M. le professeur Jaccoud : « Lorsqu'on soumet à une excitation centripète le bout central des nerfs de la dixième paire, au moment où l'excitation atteint la moelle allongée, la fonction respiratoire s'arrête, et, d'après la majorité des expérimentateurs, elle s'arrête dans la phase de l'inspiration, comme on peut le juger en ou-

(1) Tripier. Loc. cit.

vrant rapidement l'abdomen et en examinant le diaphragme : le muscle est dans un état de contraction quasi tétanique (Traube, Schiff, Bernard, Rosenthal); si l'excitation est moins forte, ce n'est pas l'arrêt de la fonction qui est produit, c'est une accélération notable des mouvements respiratoires (Traube, Gilchrist). Or, dans l'excitation morbide transmise par les nerfs vagues à la moelle allongée, on n'observe ni accélération notable de la respiration ni arrêt de la fonction. C'est donc une propagation de proche en proche par les rameaux anastomotiques de la périphérie que je crois devoir invoquer pour rendre compte du mode de production de ces phénomènes à distance (1). »

Les troubles du pouls seraient dus à l'olighémie du nerf pneumogastrique. L'impression douloureuse ressentie par ses filets terminaux, transmise au bulbe, se réfléchit par le spinal; d'où arrêt des battements, puis épuisement et palpitations. Cette interprétation, quelque logique et physiologique qu'elle puisse paraître, tombe devant l'expérimentation.

Voici quelques lignes empruntées à la thèse de Roussy, dont les expériences sur la ligature des coronaires ont paru si concluantes quand il s'agissait de démontrer le rôle de l'ischémie cardiaque; nous espérons que les résultats expérimentaux qui suivent seront également pris en sérieuse considération :

« Pour quelques auteurs, l'anémie du myocarde déterminant de la douleur dans les fibres centripètes du pneumogastrique, celle-ci, arrivée au bulbe, y est réfléchie par le noyau d'origine du spinal. Or, on sait que ce nerf fournit précisément au pneumogastrique les filets modérateurs du cœur. Il est donc bien évident que toute excitation transmise par ces filets aura pour effet soit de

---

(1) Jaccoud. Art. Angine de poitrine. In Dict. de méd. et chir. pratiques.

ralentir, soit d'arrêter cet organe. Désirant connaître la valeur de cette opinion, nous avons injecté sous la peau du chien une solution de daturine, qui, on le sait, a la propriété d'abolir le pouvoir phrénateur du pneumogastrique. Dans ces conditions, il est clair que, si l'hypothèse précédente eût répondu à la réalité, le cœur aurait continué à battre, malgré l'anémie dont son tissu était le siège, puisqu'il n'y avait plus rien pour l'arrêter. Or, c'est tout le contraire qui a lieu. C'est donc ailleurs que dans le nerf vague qu'il faut placer l'arrêt ou le ralentissement du cœur. L'arrêt du cœur est le résultat de l'anémie de son tissu (1). »

On a de la peine à comprendre l'intensité de la douleur précordiale, quand on songe à la dégénérescence du myocarde, inévitable avec une circulation et une nutrition imparfaites. Le muscle doit avoir perdu toute sensibilité ; on l'a trouvé, dans certaines autopsies, absolument graisseux : il ne pouvait pas souffrir.

Nous préférerions, s'il en était besoin, l'hypothèse de Lussana, qui croit à une irritation des fibres terminales du pneumogastrique, par suite des lésions myocardiaques.

L'angine de poitrine des dyspeptiques, ou des malades atteints d'affection gastro-hépatique, a été rendue tributaire de l'ischémie cardiaque. L'irritation du pneumogastrique stomacal déterminerait uns contraction exagérée des vaisseaux pulmonaires et une élévation de tension dans ces vaisseaux, d'où un certain obstacle dans la circulation du cœur droit, dilatation consécutive des cavités droites du cœur, et un état de souffrance qui ne tardent pas à réagir sur le cœur gauche lui-même ; l'état du muscle cardiaque qui résulte de ces modifications le mettrait donc en claudication intermittente.

Qu'il y ait des troubles circulatoires pulmonaires et

(1) Roussy. Loc. cit., p. 57.

en même temps dilatation du cœur droit, c'est là un fait mis hors de doute par M. le professeur Potain. Mais l'irritation de la muqueuse stomacale et, par conséquent, celle des terminaisons gastriques du nerf vague, ne pourrait-elle pas se transmettre au tronc du nerf où à son centre et de là irradier, en temps que phénomène douloureux, dans le département cardiaque, aussi bien que dans le département pulmonaire?

M. Huchard a fait une étude très approfondie de ces synergies morbides du pneumogastrique (1); nous en verrions là un exemple des plus probants, ce qui nous ramène encore à la théorie nerviste, par trouble fonctionnel d'un des éléments du plexus cardiaque.

Des phénomènes presque identiques se voient dans les angines de poitrine consécutives aux névralgies cervico-brachiales, intercostales, ou observées chez les amputés du bras gauche ou après une contusion de ce même côté (2) : si quelques-unes de ces maladies déterminent seulement de l'hypertrophie du ventricule gauche et des douleurs précordiales vagues, elles ont pu parfois donner lieu à de véritables accès d'angor pectoris.

Dans ce cas, ou les nerfs sont anastomosés avec le pneumogastrique, ou il y a formation d'un arc réflexe aboutissant au centre nerveux du cœur ; point n'est besoin d'avoir recours au spasme des artères coronaires.

Enfin, l'angine tabagique nous fournit encore des arguments contre l'ischémie. Le tabac, en effet, peut déterminer des troubles dyspeptiques et retentir indirectement et par synergie morbide sur le cœur; ou bien il peut impressionner directement les nerfs du cœur. C'est là un fait d'observation vulgaire, reconnu par tous les auteurs à peu près. Mais pour prouver que le tabac agit

(1) Huchard. Union médicale, 1879.

(2) Lassègue. Cardiopathies réflexes d'origine brachiale. Th. Paris, 1883.

encore en provoquant une ischémie du myocarde, on s'est appuyé sur ce fait expérimental, que la nicotine amenait le rétrécissement des capillaires de la membrane interdigitale de la grenouille : la déduction n'est pas rigoureuse. Ce qui se passe dans la membrane interdigitale d'une grenouille peut ne pas se passer dans les vaisseaux coronaires de l'homme. Il faudrait donc, pour appliquer ces résultats expérimentaux à l'angine de poitrine, admettre que le tabac détermine un spasme artériel généralisé précédant les phénomènes douloureux; ce qui ferait rentrer cette variété d'angor pectoris dans l'angine vaso-motrice des Allemands (Eulenbourg). Or, on n'observe rien de pareil au point de vue symptomatique chez les tabagiques : chez eux, c'est la douleur précordiale qui éclate la première, et les phénomènes de contracture vasculaire lui sont consécutifs.

Fort de tous ces arguments qui reposent et sur la physiologie pathologique et sur l'observation clinique, nous pensons que l'ischémie cardiaque, organique ou fonctionnelle, ne répond pas d'une manière suffisamment précise à tous les phénomènes morbides de l'angine de poitrine, tandis que tout devient clair, et applicable à toutes les modalités pathologiques, si l'on regarde ce syndrome comme l'effet d'un trouble fonctionnel du plexus cardiaque, ou d'une altération organique primitive ou secondaire de ce centre nerveux.

Dans le premier cas il y a névralgie cardiaque, qu'on voit se manifester sous la forme la plus légère, comme parfois la plus grave, au point d'entraîner la mort; dans le second cas il y a névrite cardiaque, soit aiguë, soit chronique ; c'est la forme la plus redoutable, toujours grave, celle dont on meurt.

L'angine de poitrine rhumatismale, par hyperémie protopathique du plexus cardiaque, sert d'intermédiaire entre ces deux variétés; la fluxion est-elle légère, c'est à

peine la névralgie cardiaque; est-elle intense, c'est presque la névrite aiguë et son cortège de symptômes alar-
mants.

Cette variété d'angine de poitrine a été décrite pour la
première fois par M. le professeur Peter, dans son
« Traité des maladies du cœur (1). » Mais depuis longtemps déjà notre éminent maître l'avait signalée, dans
ses leçons journalières faites au lit du malade, et c'est
sous son inspiration et avec des documents fournis par
lui qu'ont été publiés, sur ce sujet, la thèse Viguier
(1874) (2), et surtout le très intéressant mémoire de M. le
Dʳ Letulle, qui a paru dans les « Archives générales de
médecine (3). »

M. le professeur Potain (4), partisan de l'ischémie organique du cœur par rétrécissement coronaire, ne regarde cependant pas cet état anatomique comme la cause
exclusive de l'angine de poitrine; il admet aussi l'angor
pectoris, par fluxion sur les nerfs du plexus cardiaque,
dans le cours du rhumatisme aigu. Il considère même le
développement de cette affection comme pouvant s'effectuer à la faveur d'une poussée rhumatismale chez des
malades déjà porteurs de lésions aortiques.

Les observations que nous avons pu recueillir sont
seulement au nombre de cinq; mais nous sommes per-
suadé que, grâce à la magistrale description que M. le
professeur Peter a donnée de cette affection, les faits,
mieux reconnus à l'avenir, se multiplieront, et que d'autres pourront refaire avec plus d'autorité que nous l'histoire clinique de l'angine de poitrine rhumatismale.

(1) Peter. Traité clinique et pratique des maladies du cœur et de la
crosse de l'aorte. Paris (J.-B. Baillière), 1883.

(2) Viguier. Angine de poitrine rhumatismale. Thèse de Paris,
1873.

(3) Letulle. Rhumatisme du cœur et de son plexus. Arch. gén. de
méd., 1880.

(4) Communication orale.

PATHOGÉNIE.

Avant d'aborder la description de l'angine de poitrine rhumatismale, nous avons jugé qu'il était nécessaire de faire la physiologie pathologique de cette affection ; on pourra voir aussi que l'explication pathogénique que nous allons donner est parfaitement conforme aux acquisitions les plus récentes, aux données les plus certaines de la physiologie. La discussion portera exclusivement sur les troubles fonctionnels présentés par le malade qui fait le sujet de notre observation II. Nous l'avons examiné de près et avec le plus grand soin. Nous avons pu le suivre pendant plusieurs mois ; nous sommes en droit d'espérer qu'aucun phénomène important ne nous a échappé ; voilà autant de conditions des plus favorables et qui sont de nature à assurer à nos déductions la plus grande rigueur.

Nous nous contenterons de donner maintenant l'état des troubles cardiaques présentés par ce malade : ce sont les phénomènes qui nous intéressent surtout pour le moment ; on trouvera, au chapitre des observations, tous les détails complémentaires.

Le nommé B..., âgé de vingt-cinq ans, entre à l'hôpital de la Charité, au mois de janvier de cette année, atteint de rhumatisme aigu, avec gonflement douloureux des deux genoux et de l'articulation tibio-tarsienne droite. Issu d'une mère rhumatisante, il a déjà eu, il y a deux ans, une pleuro-pneumonie, mais c'est la première fois que ses articulatións ont été prises. La fièvre est modérée, la peau moite ; il y a de l'inappétence. En présence d'un tel état, fièvre, arthropathies rhumatismales, nous nous demandons si, conformément à l'une des lois posées par Bouillaud, une endocardite ou une péricardite ne s'est pas développée. Nous examinons minutieusement l'appareil cardio-vasculaire et nous trouvons d'abord un pouls fort, plein, mais avec des intermittences vraies, c'est-à-dire que, à chaque arrêt du cœur, il y avait absence de pulsation à la radiale.

Ces intermittences, de courte durée, revenaient toutes les trois ou quatre pulsations et, dans l'intervalle qu'elles laissaient entre elles, les pulsations étaient régulières quant au rhythme et parfaitement égales entre elles.

Le malade n'avait pas conscience de ces arrêts; il n'éprouvait pas cette douleur épigastrique, fulgurante, décrite par Lasègue (1) : ce dont il se plaignait, c'était une sensation de barre qui lui écrasait la région précordiale; la pression exercée avec la main appliquée à plat sur le thorax ne l'augmentait pas, mais le doigt promené dans les espaces intercostaux déterminait, par une faible pression, une douleur poignante au niveau des deuxième et troisième espaces intercostaux gauches, particulièrement dans une zone voisine du bord sternal. Le cœur, exploré dans sa sensibilité, vers sa partie moyenne ou vers la pointe, ne témoignait aucune souffrance; les nerfs phréniques n'étaient douloureux en aucun point de leur trajet; seul le pneumogastrique gauche était sensible à la pression, à la partie moyenne du cou, le long du bord interne du sterno-mastoïdien.

L'auscultation du cœur ne révélait ni souffle ni frottement; l'auscultation des poumons était également négative.

A quel genre d'accidents cardiaques avions-nous à faire?

Etions-nous en présence des troubles dynamiques

(1) Lasègue. Des intermittences cardiaques. Arch. gén. de méd., 1872.

marquant parfois le premier degré de la maladie rhumatismale de l'appareil circulatoire ? Cette période est caractérisée d'ordinaire par un accroissement de l'activité fonctionnelle, une impulsion exagérée sensible à la main et à l'oreille, qui entend quelquefois un tintement métallique, avec exagération de l'intensité des bruits normaux : cet état s'accompagne encore de pesanteur dans la région du cœur. Or, à part ce dernier symptôme, nous n'observions rien de semblable. La face, au lieu d'être rouge, comme l'aurait exigé ce surcroît de l'activité fonctionnelle, était pâle ; les traits étaient légèrement altérés. Par conséquent l'idée d'une endocardite latente devait être éloignée ; la péricardite était plus probable : on aurait pu croire que la fluxion, quoique n'ayant pas donné lieu à la production d'un exsudat, rayonnait cependant sur les nerfs voisins de la séreuse et déterminait ainsi la douleur précordiale.

Il fallait donc attendre avant d'être définitivement fixé sur la nature et l'origine de ces accidents.

Le lendemain, le pouls présente les mêmes caractères ; il est à 88, et les intermittences revenaient toutes les huit ou dix pulsations ; toujours absence de signes physiques.

2 février. La constriction thoracique est très pénible ; dans la nuit il y a eu une crise douloureuse, accompagnée de dyspnée et d'état vertigineux ; les pulsations sont devenues irrégulières ; il se fait une série de battements précipités et inégaux, séparée de la série suivante par une petite pause. Sur le tracé sphygmographique on voit une pulsation forte, ample, avec dicrotisme exagéré suivie d'une petite pulsation, accompagnée elle-même d'une pulsation moyenne, puis une ligne horizontale et un nouveau groupe de pulsations inégales. La face est pâle, grippée, exprime la souffrance.

Le 3, les intermittences reparaissent et les battements sont réguliers ; le soir le pouls est plus fréquent (100), malgré la digitale administrée depuis deux jours, mais il est régulier, plus serré et sans intermittences.

Le 4, les symptômes douloureux subissent une notable aggravation ; la gêne respiratoire est considérable ; la pression dans le deuxième espace provoque une douleur angoissante ; le malade gémit, et, oubliant ses douleurs articulaires, ne se plaint que de « sa poitrine », suivant son expression ; le pouls est régulier, mais petit ; le facies est grippé, les extrémités sont légèrement froides ; la pâleur est généralisée à tout le tégument.

Nous pouvons terminer là cet exposé symptomatique; les troubles sont assez nets pour que nous puissions nous rendre un compte exact de leur pathogénie.

Il est bien évident qu'il n'y a ni endocardite, ni péricardite ; pas de péricardite sèche, l'absence de frottement en est une preuve incontestable ; pas d'épanchement non plus, les battements sont superficiels, bien frappés, et la matité précordiale, en forme de cône à base supérieure, commence au bord supérieur de la troisième côte et descend sur la ligne mamelonnaire, jusqu'au bord inférieur de la sixième ; le choc de la pointe a lieu dans le cinquième espace : donc, pas d'épanchement.

Quel peut être l'organe qui, devenu le siège d'une offense morbide, traduit sa souffrance par de la douleur dans le deuxième espace intercostal gauche, près du bord du sternum ?

L'anatomie nous enseigne que là se trouve le plexus cardiaque.

C'est, en effet, au-dessous et à gauche de l'angle formé par les portions ascendante et horizontale de l'aorte au-dessus de la branche droite de l'artère pulmonaire et à droite du cordon qui résulte de l'oblitération du canal artériel, que se trouve situé le plexus auquel se rendent les nerfs cardiaques, issus du sympathique et du pneumogastrique, ainsi que les filets émanés du récurrent. Et précisément la partie supérieure de la portion verticale

de l'aorte et la branche droite de l'artère pulmonaire ré-
pondent au second espace intercostal gauche. Or, comme
ces deux vaisseaux ne sont le siège d'aucune détermination morbide chez notre malade, nous sommes forcé
d'attribuer les symptômes douloureux à une altération
organique ou à un trouble fonctionnel des nerfs cardiaques. La douleur s'étend encore au troisième espace ; mais ne savons-nous pas qu'un certain nombre
de filets nerveux, ceux qui constituent le plan antérieur
du plexus, descendent au devant de la portion ascendante de la crosse ou encore ne peut-on pas dire que la
douleur s'est étendue aux rameaux qui enlacent les artères coronaires ?

En supposant même qu'il y ait une péricardite légère,
superficielle, inappréciable à l'auscultation, est-ce que
c'est l'inflammation de ces deux feuillets fibreux, d'orga-
nisation rudimentaire, qui aurait pu donner lieu à cette
douleur angoissante et à ces troubles si profonds de la
dynamique du cœur ?

Ne doit-on pas croire que le processus phlegmasique
s'est alors étendu au plexus cardiaque et à ses branches ?

Depuis longtemps M. le professeur Peter a démontré,
jusqu'à l'évidence, que ce qui faisait la gravité de certaines péricardites aiguës dites péricardites paralytiques, à
forme syncopale, c'était l'inflammation concomitante
du plexus, la fluxion rayonnante sur les filets qui en
émanent. Or, chez notre malade, il n'y a pas de péricardite, et cependant il présente le tableau symptomatique
des péricardites douloureuses, de celles où le plexus cardiaque est touché, sans qu'il y ait, comme cela se voit,
irradiation vers les phréniques ou les nerfs intercostaux.
Ne sommes-nous pas en droit d'incriminer le plexus
cardiaque et de le rendre responsable des troubles morbides ?

C'est là une supposition très vraisemblable, que l'observation clinique nous autorise à faire : il nous reste à

démontrer qu'elle n'est nullement contradictoire avec ce que nous enseigne la physiologie.

Occupons-nous, d'abord, de l'origine des divers filets nerveux qui entrent dans la constitution du plexus cardiaque. Les branches afférentes lui sont fournies par les pneumogastriques, le gauche surtout, portion cervicale et portion thoracique, et le grand sympathique, nerfs cardiaques supérieurs, moyens et inférieurs venant des ganglions cervicaux correspondants. Citons, pour ne rien omettre, les rameaux, découverts par Cyon, chez le lapin, et admis physiologiquement chez l'homme et qui seraient, l'un, centripète, l'autre centrifuge. Dans les mailles que forment les anastomoses de ces nerfs, se trouve le ganglion de Wrisberg. C'est de ce centre que partent les rameaux afférents qui se rendent le long des vaisseaux coronaires, jusqu'aux fibres cardiaques, en présentant sur leur trajet des amas cellulaires ou ganglions, et distingués en : ganglion de Bidder au niveau de la valvule mitrale ; de Ludwig, dans la cloison inter-auriculaire ; de Remak, près de l'embouchure de la veine cave inférieure.

Quel est le rôle de chacun de ces éléments ? Nous rencontrons ici beaucoup d'affirmations, beaucoup d'hypothèses, appuyées sur des expériences plus ou moins concluantes, mais nous ne prendrons que les notions définitivement acquises à la science.

Les frères Weber ont montré, pour la première fois, que l'excitation faradique des pneumogastriques par un courant faible produit le ralentissement ou l'arrêt momentané du cœur, et l'abaissement de la pression intra-cardiaque. Un pneumogastrique étant coupé, l'excitation du bout central produit un réflexe modérateur dont la voie de retour est le pneumogastrique intact ; enfin, l'excitation du bout périphérique amène le ralentissement.

L'excitation des filets cervicaux du grand sympathique produit l'accélération des battements du cœur, mais sans augmentation de la pression ; leur section, d'autre part, n'entraîne aucun ralentissement. Ces filets n'agiraient pas sur le cœur, mais bien par l'intermédiaire des ganglions intra-cardiaques, qui seraient tous excitateurs (Vulpian).

L'irritabilité de ces nerfs est plus faible que celle des nerfs d'arrêt (Franck).

Le centre des nerfs modérateurs est le bulbe, dont l'action se transmet par la branche interne du spinal ; les nerfs accélérateurs ont, pour centre, la moelle.

Quand au nerf de Cyon (nerf dépresseur), il met en rapport le cœur et le système vasculaire ; il transmet l'impression à la périphérie et produit une diminution de la pression artérielle, en même temps que le ralentissement des battements ; ce qui est en contradiction avec la loi de Marey : aussi a-t-on admis un autre mode d'action, en disant qu'il agissait sur le pneumogastrique, d'où le ralentissement, malgré l'abaissement de la pression.

Ces quelques principes de physiologie sont suffisants pour nous permettre de rattacher les troubles cardiaques dont il a été question au seul désordre de l'innervation du cœur.

L'irritation des filets du nerf vague contenus dans le plexus nous fait comprendre à merveille la douleur, les arrêts du cœur, les intermittences. Cette action est-elle directe ou s'exerce-t-elle par l'intermédiaire du ganglion de Ludwig, comme quelques-uns le prétendent. Ceci a peu de valeur à notre point de vue. L'excitation est-elle plus intense, ce qui, dans l'espèce, peut dépendre d'une fluxion plus active ou d'une véritable phlegmasie, alors nous avons l'épuisement nerveux, d'où la reprise précipitée des battements ; l'arhythmie.

Ajoutons maintenant l'action propre des filets sympathiques également intéressés par le processus hyperé-

mique, et nous comprendrons encore mieux ces pulsations rapides, succédant aux pulsations lentes. En
somme, excitation du pneumogastrique, d'où l'arrêt momentané ; excitation du sympathique, d'où l'accélération
passagère ; ou encore, suspension de l'action du pneumogastrique et prédominance de celle du sympathique.

Pour ce qui est des troubles circulatoires, ils sont sous
la dépendance unique du grand sympathique ; la douleur dont il est le siège en est le point de départ. On a dit,
il est vrai, que le pneumogastrique était le seul nerf sensible du cœur ; mais est-il possible de nier la douleur
atroce, angoissante, indicible de certaines névralgies
viscérales abdominales, liées ou non à des altérations organiques, et où le sympathique seul peut être incriminé ?

Pourquoi ce qui se passe pour le sympathique abdominal n'aurait-il pas lieu quand il s'agit du sympathique
cardiaque ? Nous n'en voyons pas bien la raison et c'est
pourquoi nous dirons que, le sympathique irrité, a réagi
à sa façon, c'est-à-dire en exerçant une influence énergique sur les vaso-moteurs.

Il résulte des expériences de Ch. Legros : 1° que, lorsqu'on sectionne un rameau du grand sympathique, les
vaisseaux qu'il innerve sont paralysés, se dilatent, d'où
hypérémie passive ; 2° en faisant agir un courant d'in-
duction sur le bout périphérique du sympathique coupé,
on provoque un phénomène inverse, la contraction des
muscles vasculaires, le rétrécissement des vaisseaux et
par suite une anémie active.

On a beaucoup discuté, depuis, pour savoir s'il y avait
des vaso-dilatateurs, ou s'il y avait seulement action
suspensive d'arrêt sur les vaso-constricteurs : peu nous
importe ; le fait brutal, expérimental, reste acquis ; à
savoir, la contraction vasculaire par excitation du sympathique.

De plus, d'après les expériences de Ch. Richet et de

Reynier (1), les réflexes sont provoqués plus facilement
en agissant sur les nerfs eux-mêmes que sur leurs terminaisons. Fait très important, pour nous, car l'hypérémie rhumatismale du plexus et de ses branches devait
provoquer des désordres vasculaires, bien plus mar-
qués que ceux qui auraient été sous la dépendance d'une
myocardite, dont on aurait pu, vraisemblablement, soup-
çonner l'existence.

Les causes et les conséquences de la contraction vasculaire réflexe ont été lumineusement exposées par M. le
professeur Peter, dans son *Traité des maladies du cœur*.
Notre savant maître distingue, dans la péricardite
aiguë, deux sortes de douleur ; l'une périphérique, due à
l'irritation du pbrénique et au rayonnement sur les
nerfs intercostaux ; l'autre, profonde, viscérale, qui a
pour siège le plexus cardiaque.

« Une souffrance se produit, atroce et subite, au-dessus,
au-dessous, en dedans du sein gauche ; alors les battements du cœur deviennent très fréquents, tumultueux,
irréguliers quant à la force et quant au rhythme ; en
même temps le pouls est intermittent, très petit, fuyant
sous le doigt, et, par instant, ne peut plus être senti ; en
même temps aussi, la face est pâle, grippée, et exprime
l'anxiété la plus vive ; en même temps, enfin, les extrémités sont froides. Pourquoi cette pâleur ? Pourquoi cet
amincissement des traits du visage ? Pourquoi ce refroidissement des extrémités ? Pourquoi ? Serait-ce qu'il y
a moins de sang dans ces régions ?

« Et pourquoi moins de sang, sinon parce que le calibre
vasculaire est amoindri ? Et pourquoi cet amoindrissement du calibre vasculaire, sinon parce qu'il y a contracture ? Ce qui revient à chercher pourquoi il y a contracture vasculaire.

« Eh bien, ce phénomène de la contracture vasculaire

______

(1) Reynier. Des nerfs du cœur. Th. d'agrég., 1880.
Martinet.   3

est l'expression isolée d'une loi générale, à savoir, que « toute sensation se transforme en acte », et que « toute sensation exagérée entraîne un acte exagéré comme elle. » Le fait est évident pour le système nerveux de la vie de relation.

« Tout être qui souffre pousse un cri. Qu'est-ce que le cri? sinon un mouvement des muscles du larynx, le plus habituellement accompagné d'actes synergiques des muscles de la face, qui se contractent et des muscles des membres, qui tendent à dérober l'individu aux causes de sa souffrance? Ces souffrances des muscles du larynx, de la face et du corps, sont des actes réflexes, produits d'une sensation transformée.

« Or, la sensation et les actes réflexes qui en dérivent s'accomplissent dans le domaine de l'innervation cérébro-médullaire. Mais il y a deux sortes de douleurs, comme il y a deux sortes de nerfs : il y a, en effet, des nerfs cérébro-médullaires ou périphériques, et des nerfs sympathiques ou profonds et viscéraux. De même il y a des douleurs périphériques et des douleurs viscérales.

« Les douleurs périphériques entraînent des actes réflexes périphériques comme elles : ce sont les cris, mouvements sonores du larynx, ou les contractions musculaires synergiques dont je viens de parler La douleur étant très intense, il peut en résulter une exagération désordonnée; des contractions musculaires : ce sont les convulsions; pis encore, une contracture, c'est le tétanos.

« Les douleurs viscérales entraînent, comme les douleurs périphériques, des actes réflexes, mais, cette fois, des actes réflexes viscéraux profonds et qui s'accomplissent dans le domaine du système nerveux de la vie organique.

« Or, de même que tout à l'heure, nous avons vu la douleur périphérique provoquer des actes musculaires réflexes, et ces actes musculaires aller parfois jusqu'à la convulsion ou au tétanos ; de même, nous verrons la douleur viscérale déterminer une contraction allant jus-qu'à la contracture dans les muscles animés par le sym-pathique, c'est-à-dire par un portion de ce système qui est irrité en un certain point. Le fait est évident, par exemple, dans le simple pincement herniaire, où la dou-leur détermine à la fois une simple contraction sur place des muscles circulaires des vaisseaux, d'où la petitesse du pouls et le refroidissement des extrémités ; sans compter que d'ailleurs le retentissement s'effectue sur le muscle cardiaque lui-même et par un mécanisme analogue.

« Ainsi le retentissement d'une sensation, d'un nerf sympathique, quelconque se produit sur un autre point du système moteur sympathique, et il en peut même résulter une sorte de tétanos ; et, ici, le tétanos des muscles spéciaux, involontaires, des muscles vasculaires. C'est ce que j'appellerai le tétanos vascu-laire. Mais les parois des vaisseaux sont d'autant plus musculeuses que le calibre des vaisseaux est moindre ; de sorte que la contracture tétanique sera plus pronon-cée pour les plus petits vaisseaux.

« Ces prémisses physiologiques étant posées, nous comprenons maintenant la pâleur, l'état exsangue, l'amoindrissement des traits, l'excavation des yeux, la face hyppocratique (signalée par Corvisart). Nous com-prenons également le refroidissement des extrémités, comme leur pâleur, et tout cela, par la vacuité relative, conséquence d'une contracture vasculaire. Cet ensemble de phénomènes, pour ainsi dire purement physiques, tient à une cause également physique, celle que je si-gnale.

« On ne pourait invoquer, pour expliquer de pareils phé-nomènes, qu'une énormes poliation par hémorrhagie ou flux excessif ; or dans l'espèce il n'y a spoliation d'au-cune sorte.

« Nous comprenons de même la petitesse du pouls, résultant d'une action exercée sur le cœur comme sur les artères.

« Nous venons d'invoquer, pour l'explication de ces phénomènes, si étranges en apparence, de certaines formes de pericardite douloureuse, des arguments empruntés à la physiologie.

« Nous en allons emprunter maintenant à la pathologie. Ce même état général, que l'on peut observer dans ces pericardites douloureuses, on peut le voir dans le choléra, le pincement herniaire, la hernie étranglée, enfin dans la péritonite généralisée, qui résume en quelque sorte tous ces effets en les exagérant.

« Et tout cela, dans le choléra, comme dans la péritonite, par lésions ou troubles fonctionnels du plexus solaire, c'est-à-dire par lésions où troubles fonctionnels des nerfs splanchniques, dépendance ou émanation du grand sympathique. » (Prof. Peter. Traité des maladies du cœur, page 72 et suiv.)

Cette incursion dans le domaine de la physiologie normale et pathologique nous a donné la clef de tous les phénomènes morbides présentés par notre malade. La douleur, les intermittences, l'arhythmie, la dyspnée relèvent de l'irritation du pneumogastrique ; le caractère angoissant de cette douleur, la pâleur de la face et de tout le corps, l'altération des traits, le refroidissement des extrémités, dépendent de l'irritation du sympathique. Ces troubles d'ordre différent ont apparu, évolue, et cessé en même temps ; ils se sont combinés; pourquoi ? Parce que les filets nerveux, dont ils traduisaient l'offense, s'anastomosent et se mêlent pour constituer un seul et comme organe, le plexus cardiaque. Et la preuve qu'il s'agissait bien d'une localisation sur ce centre nerveux, c'est que la douleur a éclaté primitivement, là où il est situé, et qu'on pouvait la provoquer où l'accroître, en portant le doigt sur le plexus lui-même. Et comme ces désordres cardiaques se sont manifestés pour la première fois dans le cours d'un rhumatisme aigu, qu'ils ont alterné avec les arthropathies d'une part, et les localisations pleurales d'autre part, qu'ils ont disparu en même temps que tous ces accidents rattachés d'ordinaire et sans contestation au rhumatisme, nous nous croyons autorisé à conclure qu'il s'agissait bien d'une détermination du rhumatisme sur le plexus cardiaque. Suivant quel mode cette détermination s'est-elle faite ? Evidemment suivant le mode particulier au rhumatisme aigu, le mode fluxionnaire, hypérémique. Cliniquement, les symptômes ont été ceux de l'angine de poitrine; d'où seconde conclusion, et non moins légitime que la première : il y a eu angine de poitrine rhumatismale, par hypérémie du plexus cardiaque.

Cette hypérémie, qui, plus intense, peut aller jusqu'à la phlegmasie, jusqu'à la névrite cardiaque, n'est pas admise par tous les auteurs; certains la croient vraisemblable seulement, mais lui refusent une place en pathologie, parce qu'elle n'a pas été anatomiquement démontrée. Sans doute cette absence de contrôle anatomique constitue, dans une certaine mesure, une lacune, qui sera certainement comblée dans un avenir peut-être prochain; mais est-ce là une raison suffisante pour rejeter l'existence d'une affection cliniquement et physiologiquement vraie ?

L'observation clinique a souvent et de longtemps précédé l'anatomie pathologique : c'est elle qui, dans bien des cas, a nettement indiqué dans quel sens il fallait faire les recherches cadavériques. On ne doit pas s'attendre, croyons-nous, à trouver des lésions bien profondes; tout au plus une rougeur plus ou moins prononcée des nerfs du plexus cardiaque, avec peut-être une infiltration plus ou moins étendue. « C'est qu'en effet c'est le propre de la fluxion rhumatismale de produire beaucoup de symptômes avec peu de lésions. Le rhumatisme aigu se dissémine à la fois sur un grand nombre d'articulations ; au bout de quelques jours abandonnant celles-ci pour frapper celles-là, déterminant sur l'articulation atteinte, et de la rougeur, et du gonflement, et de la douleur ; ces troubles disparaissant complètement dès que le rhumatisme a quitté une articulation pour envahir l'articulation voisine : de sorte que, si intense qu'ait été la fluxion, elle cesse sans laisser de trace. Eh bien, ce qui a lieu pendant la vie s'observe également après la mort : à l'autopsie d'individus qui succombent en pleine attaque de rhumatisme aigu, on ne trouve pas de lésions articulaires, on n'en constate que d'insignifiantes, absolument hors de proportion avec les troubles fonctionnels observés pendant la vie.

« Le rhumatisme aigu, n'est pas, en effet, une maladie inflammatoire ; ses déterminations morbides, ne sont pas des actes de phlogose, mais des actes de fluxion, d'hypérémie, actes essentiellement fugitifs et vagabonds, frappant les tissus fibro-séreux des articulations, comme tout autre tissu fibro-séreux. C'est même cette tendance erratique, cette mobilisation possible et facile qui constitue le principal danger du rhumatisme aigu : le mal pouvant tout à coup frapper le cerveau, c'est-à-dire vraisemblablement les enveloppes cérébrales, ou ce qu'il y a de fibro-séreux dans l'encéphale, et constituer ainsi ce qu'on appelle « le rhumatisme cérébral. » Or on en est encore à savoir ce qui constitue anatomiquement ce rhumatisme cérébral : c'est tantôt une simple rougeur des méninges avec un léger piqueté des circonvolutions ; tantôt un peu d'extravasation de sérosité dans les espaces sous-arachnoïdiens et dans les ventricules. Cependant, avec si peu de choses matérielles, tant de symptômes, et la mort à la suite ! C'est qu'en effet la fluxion avait fait tout le mal, et que, disparaissant avec la vie, la fluxion a disparu sans presque laisser de traces. De même donc qu'on ne trouve rien ou presque rien dans le rhumatisme cérébral, de même on ne trouvera rien ou presque rien dans le rhumatisme du plexus cardiaque.

L'absence de lésion dans la première de ces affections n'a pas empêché de conclure à l'existence d'un rhumatisme cérébral, et cette même absence de lésion ne m'empêcherait pas de conclure à l'existence d'un rhumatisme du plexus cardiaque ou plus précisément d'une hypérémie des nerfs de ce plexus, alors que se manifesteraient les troubles fonctionnels de ces nerfs pendant le cours d'une attaque de rhumatisme aigu. J'estime qu'en pareil cas, on n'hésiterait pas à dire : « névralgie sciatique » ou névralgie faciale », si les douleurs se faisaient sentir, soit sur le trajet du sciatique, soit sur celui du trijumeau, dans le cours de cette même attaque. Ce qui est vrai de ces localisations d'ordre vulgaire, n'est-il pas tout aussi vrai de déterminations un peu plus complexes et un peu moins fréquentes ; j'ajoute volontiers de déterminations jusqu'à présent plutôt méconnues que peu fréquentes?... » (Prof. Peter. Traité des maladies du cœur, page 688.)

SYMPTOMES.

Il y aurait quelque témérité à prétendre donner une description irréprochable de l'angine de poitrine rhumatismale : nous ne pouvons en parler que d'après les faits observés jusqu'ici, et ceux que nous rapportons, quoique très significatifs, n'atteignent pas un chiffre assez imposant pour nous permettre de tracer de cette affection un tableau symptomatique achevé. Néanmoins, les accès ont offert, dans tous les cas, un aspect assez particulier, assez spécial, pour que nous puissions nous croire autorisé à tenter d'esquisser leur physionomie générale avant d'aborder l'étude de chacun des symptômes.

Un malade est atteint, depuis plusieurs jours, de rhumatisme aigu avec localisations articulaires, quand tout à coup, sans aucun phénomène prémonitoire, ou après quelques heures de malaise, de gêne respiratoire avec ou sans palpitations, il éprouve une douleur précordiale, qui, dès son apparition, revêt une grande intensité. Le malade la compare à un poids qui l'écrase, ou se plaint d'une barre transversale qui l'étreint et rend sa respiration presque impossible.

D'abord obtuse, cette douleur fait bientôt place à une constriction thoracique angoissante, des plus pénibles ; le cœur paraît comme serré dans un étau. Primitivement rétro-sternale, elle ne tarde pas à s'étendre à toute la région précordiale et la dépasse ; les irradiations se font ordinairement vers le cou, l'épaule gauche et jusque dans le bras et les doigts du même côté, l'auriculaire et le petit doigt principalement.

Le malheureux patient étouffe, sa respiration est fréquente, haletante, la voix est entrecoupée, cassée, presque éteinte; la face est remarquablement pâle, grippée; il y a un léger abaissement de la température périphérique, plus marqué naturellement aux extrémités.

Cet état d'angoisse et de souffrance persiste avec les mêmes caractères pendant une demi-heure, souvent plus, puis la douleur va s'amoindrissant, la respiration devient de plus en plus facile, et l'accès se termine peu à peu; il a pu durer, en tout, une heure, parfois plusieurs heures. A mesure que les phénomènes douloureux s'atténuent, la peau reprend sa coloration et sa chaleur normales, elle se couvre d'une douce moiteur; ou ce sont, à la fin de l'accès, des sueurs abondantes, ou encore un léger état nauséeux, qui provoque quelques vomituritions.

Enfin, tout rentre dans l'ordre et le malade reste accablé, brisé, avec un endolorissement général; mais sans trouble persistant de la respiration ou de la circulation.

Il va sans dire que, si tel est le tableau, la marche d'un accès dans la plupart des cas, les choses ne se passent pas toujours ainsi; il est bien évident que chaque malade intervient par son idiosyncrasie, ce qui donne à ses accès un cachet absolument personnel.

Les prodromes, comme nous l'avons fait observer, peuvent manquer, mais il peut y avoir déjà quelques manifestations cardiaques; les battements sont forts et fréquents, il y a des palpitations, la respiration est bruyante. Ce sont là autant d'indices qui attirent l'attention vers le cœur, et comme, à l'auscultation, on ne trouve ni souffle, ni frottement, comme les bruits sont nettement frappés, on attache peu d'importance à ces signes avant-coureurs. Quelques-uns cependant doivent tenir l'observateur en éveil et lui faire craindre le développement d'une cardiopathie, nous voulons parler des modifications du pouls : ce sont des intermittences ou des irrégularités dans le rhythme, ou de l'inégalité dans les pulsations, anomalies à peine appréciables.

Dans bien des cas, l'accès est subit, et brusquement la douleur précordiale éclate, tantôt lancinante, térébrante ou gravative ; en somme, c'est la sensation de contraction thoracique qui domine le scène. Cette douleur est parfois très limitée comme point maximum ; elle est exclusivement rétro-sternale et siège à l'union du tiers supérieur de l'os avec les deux tiers inférieurs. Peu à peu elle se diffuse, envahit toute la région précordiale et de là irradie dans les directions que nous indiquerons.

. Elle est continue avec exacerbation ; la pression l'exaspère ; cette pression offre une grande importance, puisque c'est elle qui nous permet de localiser le phénomène douloureux et d'indiquer avec précision l'organe qui souffre.

Si, en effet, on appuie avec l'extrémité de l'index dans les espaces intercostaux gauches, on voit que la pression dans les quatrième, cinquième, ou deuxième et troisième espaces, mais alors loin du sternum, n'augmente pas la douleur ; elle s'accroît, au contraire, quand le doigt approche du bord sternal vers le troisième espace, pour revêtir une horrible acuité, quand on appuie sur la partie interne du second espace et sur la portion correspondante du sternum. Immédiatement le malade pousse une plainte, un cri, et cherche, en se déplaçant, à se dérober à cette pénible exploration.

La douleur provoque donc, pour les raisons anatomiques et physiologiques que nous connaissons, les irradiations dans les régions voisines. Nos observations témoignent que ces phénomènes d'irradiations excentriques ont été moins constants et moins prononcés qu'ils ne le sont habituellement dans l'angine grave symptomatique de névrite chronique ; ils font néanmoins incontestablement partie du cortège symptomatique, ce qui ressort des observations IV et V. Ils peuvent ne consister que dans l'irradiation cervicale, du côté gauche. Cette douleur est spontanée, elle suit les variations de la douleur cardiaque, et, comme elle, on peut la réveiller ou l'exa-

gérer par la pression : c'est sur les parties antéro-laté-
rales du cou, sur le trajet des pneumogastriques, qu'il
faut la chercher. La douleur scapulaire est déjà plus
rare : elle existait chez notre malade, mais comme elle
accompagnait les mouvements de l'épaule et qu'elle était
rendue plus vive par la pression au niveau de l'inter-
ligne articulaire, nous avons pensé qu'elle pouvait tout
aussi bien être rattachée à une fluxion articulaire légère,
sans gonflement.

Ce qui contribue encore à rendre l'accès moins pénible, moins complet, c'est l'absence de douleur des
phréniques. Il semble que la fluxion rhumatismale les
ait respectés, car ni dans l'observation prise par M. le
professeur Peter, ni dans la nôtre, on n'a constaté de
douleur à la pression aux attaches diaphragmatiques,
ni au cou, au devant du scalène antérieur.

Ce fait à peu près habituel de la non participation des
phréniques au processus hypérémique nous explique-
rait pourquoi l'on ne voit pas, dans l'angine de poitrine
rhumatismale, cet arrêt brusque de la respiration par
suspension immédiate des mouvements du diaphragme,
qui appartient à la névrite chronique.

Sans doute, dans la première forme, la respiration est
difficile, incomplète, mais elle se fait quand même ; l'air
pénètre dans les poumons par saccades : aussi les respi-
rations sont-elles courtes et fréquentes. Ces troubles
respiratoires, nous les avons toujours notés. Dans tous
les faits que nous avons collationnés, il y a de la dyspnée. La cause en est très probablement dans un trouble
synergique du pneumogastrique respiratoire : on pourrait encore invoquer, et avec raison, le rayonnement de
la fluxion sur les plexus pulmonaires.

Les troubles de la circulation peúvent être au premier
plan des désordres fonctionnels ; nous croyons inutile
de revenir sur leur pathogénie. Dans un cas nous les
avons vus précéder toute manifestation douloureuse,

mais **généralement** ils apparaissent en même temps que l'accès et peuvent changer de forme et de nature pendant la durée. Au début de la crise il peut y avoir des intermittences (obs. II et IV) de la lenteur (obs. IV), et, peu de temps après, des palpitations ; le pouls devient fréquent (124) tout en conservant une certaine force, puis il devient petit, misérable ; cette petitesse du pouls est à son maximum, au moment du maximum du tétanos vasculaire ; enfin le désordre cardiaque, contemporain de l'accès, peut persister après lui et le pouls rester inégal et irrégulier. Chez notre malade, il y a eu de l'arhythmie pendant plus de vingt-quatre heures.

L'auscultation du cœur reste absolument négative ; il n'y a ni souffle, ni frottement, non seulement pendant la crise, mais pendant tout le cours de l'affection rhumatismale.

Ce que nous avons entendu dans un cas, c'est un dédoublement des bruits du cœur, tantôt du premier, tantôt du second. On ne saurait voir, dans ce fait, autre chose que la conséquence de l'inégalité de pression entre le système pulmonaire et celui de la circulation générale, effet probable de la variabilité de la contracture vasculaire.

Nous avons dit que la face était pâle, grippée, les yeux excavés, le nez pincé, puis que la pâleur se généralisait et s'accompagnait du refroidissement des extrémités. Ce symptôme, nous le retrouvons dans toutes nos observations ; il fait partie intégrante et nécessaire du trépied symptomatique qui constitue tous les accès : sternalgie, troubles fonctionnels cardio-pulmonaires, pâleur et refroidissement. L'hypérémie, l'irritation du grand sympathique, entraîne fatalement le tétanos vasculaire.

A côté et comme corollaire, nous signalerons la tendance aux lipothymies, aux défaillances, et parfois des phénomènes bulbaires, état vertigineux, menace de syncope.

La voix est altérée ; elle est cassée, éteinte : c'est là un trouble de la phonation qui se produit assez fréquemment quand le sympathique est intéressé ; il n'est jamais plus marqué que dans les cas où le sympathique abdominal est en souffrance ; il nous serait encore facile d'expliquer l'altération de la voix, par le seul fait de la participation du pneumogastrique au travail pathologique ; ses filets laryngés reçoivent le contre-coup de l'atteinte subie par les filets cardiaques et pulmonaires.

Quant aux vomituritions qui ont marqué la fin de certains accès, on ne saurait les rapporter à une autre origine qu'à un retentissement sur les filets gastriques du nerf vague.

Parmi les symptômes dits critiques, nous avons également à noter les sueurs profuses ou une diurèse abondante ; ajoutons que bien des accès se terminent sans phénomène critique d'aucune sorte.

Que devient la température générale, au milieu de tous ces désordres ? Car, ne l'oublions pas, l'angine de poitrine éclate dans le cours du rhumatisme aigu, et par conséquent en plein état fébrile. Au moment des crises douloureuses, la température a presque toujours subi un abaissement de quelques dixièmes de degré ; après quoi elle remontait à son chiffre primitif, qui a été de 39° environ.

Les accès ont une durée longue ; ils peuvent se prolonger pendant deux heures et plus : sans doute les phénomènes douloureux ne conservent pas jusqu'à la fin leur intensité maxima ; ils vont en s'atténuant ; ils peuvent aussi ne jamais disparaître complètement : nous en verrons la raison. Cette persistance de la sternalgie n'empêche pas la respiration et la circulation de revenir à leur état normal.

Le retour des accès n'a rien de régulier : nous n'avons pas remarqué qu'il fussent provoqués par un mouvement brusque, un effort, une émotion, un accès de toux, l'ingestion de quelques aliments. Nous ne nions pas l'influence que pourraient avoir toutes ces causes occasionnelles ; seulement nous ne les avons pas constatées.

Les accès, dans quelques-unes de nos observations, se sont montrés vers le soir, ou au milieu de la nuit.

Il est exceptionnel de voir deux accès, non seulement dans la même nuit, mais même en 24 heures ; on les a vus revenir toutes les nuits, à la même heure ou à peu près : ce qui est plus fréquent, c'est d'en observer trois ou quatre d'intensité variable dans tout le cours d'une attaque de rhumatisme, dont la durée moyenne peut être de deux à quatre septénaires. Les premiers sont presque toujours les plus forts et les plus longs.

Dans leur intervalle, l'état fébrile avec le malaise qu'il entraîne, l'anorexie, reprennent leur marche primitive et les arthropathies ou les autres localisations du rhumatisme, pleuro-pulmonaires, intestinales, occupent la scène pathologique.

L'état local nous intéresse davantage, la douleur, ainsi que nous l'avons dit plus haut, ne disparaît pas complètement : il y a un endolorissement de toute la région précordiale et si, avec le doigt, on explore l'état de la sensibilité, on arrache des plaintes, des gémissements aux malades, et même on peut leur donner un accès ; ils sont pour ainsi dire en imminence morbide. Il est tout naturel qu'il en soit ainsi, cela ressort de la nature du processus hypérémique dont les nerfs cardiaques sont le siège. Cette hypérémie, quelle que soit son intensité, est constante, progressive et là où elle s'est déterminée, elle s'accuse par des phénomènes douloureux constants ; pour peu que la fluxion augmente, pour une raison quelconque, l'accès éclate. Comme, en général, l'hypérémie rhumatismale est par essence morbide, fugace, comme les phlegmasies de même nature se terminent presque toujours par résolution, en même temps qu'elles, on voit

disparaître intégralement, les symptômes de l'angor pectoris. Aussi, quand le rhumatisme est tout à fait guéri, il
n'y a plus ni douleur spontanée, ni douleur à la pression.
Le passage à l'état chronique ne s'observe. jamais : la
névrite chronique reconnaît des conditions étiologiques
et pathogéniques toutes différentes.

C'est donc par la guérison que s'est terminée cette
affection dans toutes nos observations. Ce n'est pas à
dire, pour cela, que la maladie ne soit pas grave; il suffit d'avoir assisté à l'un de ses accès, pour ne pas mettre
en doute le péril qui les accompagne.

Peut-être faut-il reporter au traitement la part la
plus efficace dans cette heureuse terminaison. L'accès, en
effet, peut avoir un début brusque, mais il est lentement
progressif; cette lenteur donne le temps d'intervenir et,
quand on est bien pénétré de la notion d'hypérémie, on
a recours aux émissions sanguines locales, dont les effets
bienfaisants ne se font pas attendre. En résumé, cette variété d'angine de poitrine, accessible aux moyens théra-
peutiques les plus énergiques comme les plus rationnels,
puise, dans cette condition seule, son caractère de bénignité apparente.

Il nous reste enfin à étudier les rapports de cette né-
vropathie cardiaque avec les arthropathies et le rhumatisme en général. Ce sont les déterminations articulaires
qui ouvrent la marche : nous n'avons jamais vu la localisation cardiaque s'effectuer avant le quatrième jour au
moins; chez deux de nos malades il s'agissait de la première attaque de rhumatisme; dans tous les cas les attaques d'arthro-rhumatisme ont été bénignes, et les phénomènes articulaires n'ont pas dépassé une intensité
au-dessous de la moyenne.

La fluxion articulaire a été remarquable par sa mobilité, passant d'une grande articulation à une petite, du
membre inférieur au membre supérieur, et la douleur
et le gonflement ont notablement diminué, disparu même,

chaque fois qu'il s'est fait une poussée vers les nerfs du cœur : entre les accès ils reprenaient leurs caractères primitifs.

A cet égard, nous ne saurions trop appeler l'attention sur l'observation V : le malade qui en fait le sujet était médecin, et il a remarqué que chaque accès était précédé de douleurs et suivi de localisations articulaires pendant dix à douze jours : c'est lui-même qui écrit : « Plusieurs accès ont succédé aux douleurs rhumatismales, comme par métastase ». N'est-ce pas là un signe de haute valeur ? Quelle analogie frappante avec ce qui se passe pour une autre détermination nerveuse, celle qui constitue le rhumatisme cérébral !

Parlerons nous de l'étiologie ? Le nombre de nos observations est bien restreint pour traiter cette partie de l'histoire clinique de l'angine de poitrine rhumatismale.

Aussi nous nous contenterons de dire que nos malades étaient tous jeunes, de vingt à trente ans, que presque tous étaient de souche rhumatismale, et que, sur un nombre de cinq, il y eut trois femmes, nullement entachées de nervosisme.

Jusque-là nous n'avons eu en vue que l'hypérémie du plexus cardiaque, alternant avec la fluxion articulaire dans le cours du rhumatisme, et nous avons déclaré, au début de ce chapitre, qu'à cette forme seule nous réservions le nom d'angine de poitrine rhumatismale.

Quoi qu'il en soit, et sans vouloir revenir sur notre déclaration, il nous est permis de nous demander si cette localisation de la fluxion sur les nerfs du cœur ne pourrait pas survenir comme manifestation viscérale du rhumatisme, en dehors de toute atteinte articulaire ou autre. Nous ne sommes pas en mesure de répondre à cette question, puisque nous n'avons jamais observé, ni rencontré dans les auteurs, de fait de cette nature, mais nous sommes porté à croire que la chose est très possible, et tout au moins très vraisemblable.

Nous avons emprunté, à la monographie de M. Huchard, une observation (VI) qui nous paraît bien démonstrative : il s'agit d'une jeune femme, nullement hystérique, rhumatisante de par ses antécédents personnels et héréditaires, qui subit l'impression du froid, alors qu'elle avait la partie supérieure de la poitrine découverte et qui fut prise peu de temps après des symptômes de l'angor pectoris, avec irradiations au cou et aux deux membres supérieurs ; pendant quinze jours les accès, de moins en moins forts, se répètent. à la même heure, sans que la malade ait jamais présenté aucun signe d'affection cardio-aortique. Le salicylate de soude parut produire de bons effets.

N'est-il pas remarquable de voir une angine de poitrine apparaître chez qui ? Chez une rhumatisante ; provoquée par quoi ? Par le froid, cause banale des affections rhumatismales ; améliorée par quoi encore ? Par le médicament antirhumatismal par excellence : le salicylate de soude.

Quelque tenté que nous soyons de le faire, nous ne rangerons pas ces accès parmi les déterminations possibles du rhumatisme, au même titre que ceux dont nous avons parlé d'abord, mais nous ne pouvons pas ne pas rapporter cette douleur précordiale et les troubles fonctionnels qui l'ont accompagnée à une subite hypérémie du plexus cardiaque causée par le froid.

Nous préférons cette hypothèse à celle de l'ischémie fonctionnelle du myocarde.

L'hypérémie active du poumon, la congestion pulmonaire a frigore, chez ceux qui y sont prédisposés comme rhumatisants, n'est pas contestée. Pourquoi ne pas admettre, dans les faits analogues à celui que nous venons de rapporter, l'existence de la fluxion, et comme ce sont des troubles dans l'innervation du cœur que l'on observe, pourquoi ne pas dire, hypérémie du plexus cardiaque ?

Martinet.   4

Il est encore une troisième variété où l'influence du rhumatisme est beaucoup plus lointaine, nous voulons parler de l'angine de poitrine des arthritiques, surtout de ceux qui sont en même temps névropathes : assemblage étiologique qui n'a rien de rare, ni de surprenant, du moins si l'on considère, avec quelques auteurs, « la neurasthénie comme étant de souche arthritique. »

Dans la forme précédente, si nous avons fait des réserves sur la nature rhumatismale de l'affection, nous avons été affirmatifs, au contraire, quant à la cause instrumentale, et nous n'avons pas hésité à la placer dans l'hypérémie, la fluxion des nerfs du cœur.

Pour ce qui est de l'angor des arthritiques névropathes, dans le plus grand nombre des cas, elle est due à un simple trouble fonctionnel des nerfs du cœur; il se peut aussi qu'elle reconnaisse pour point de départ leur subite hypérémie.

Notre maître, M. Landouzy, a fort bien décrit cette variété d'angor et fait voir son peu de gravité malgré ses allures bruyantes et ses manifestations tapageuses. Il s'est principalement attaché à faire ressortir la valeur que prend l'étiologie plutôt que la symptomatologie, quand il s'agit de porter un pronostic en matière d'angine de poitrine (1).

Ces deux dernières formes ont, cela est certain, beaucoup de ressemblance avec celles que nous avons étudiées : on retrouve entre elles certain air de parenté; mais si nous reconnaissons volontiers qu'elles ont nombreux points de contact: l'étiologie, rhumatisme et arthritisme; la longue durée des accès, les troubles respiratoires profonds, la terminaison heureuse, nous protestons d'avance contre l'étiquette de *pseudo-angines* qu'on serait peut-être disposé à leur appliquer.

---

(1) Landouzy. Progrès médical, 1884. Leçon clinique faite à la Charité.

C'est, en effet, par le nom de *pseudo-angines de poitrine* qu'ont été désignées celles des rhumatisants, des névropathes, des tabagiques et les angines réflexes. Pour les doter de ce terme générique, on s'est fondé sur ce caractère, entre autres, qu'elles ne sont pas graves et ne tuent jamais.

Mais cette bénignité, qui leur mérite le titre de *fausse angine*, peut fort bien se modifier dans le cours de la maladie, et telle angine de poitrine, que ses symptômes et ses causes ont fait ranger parmi les *pseudo-angines*, peut, à un moment donné, tuer celui qui en souffre et devenir ainsi une *angine vraie*.

Nous pourrions apporter un assez grand nombre de faits très probants à cet égard; nous ne prendrons cependant que ceux qui ont été le plus soigneusement observés.

M. Huchard a publié une observation sur un cas d'angine de poitrine chez un dyspeptique goutteux, indemne de toute affection cardio-aortique et qui s'est terminé par la mort (1).

M. Huchard rapporte encore (2) une observation qui lui a été communiquée par le D' Letulle : l'angine de poitrine survenue chez un tabagique s'est également terminée par la mort. Or, le tabac, nous l'avons vu, est considéré comme cause de pseudo-angine. Il est impossible d'invoquer des lésions coronaires comme cause de cette angine qui doit être *vraie*, puisqu'elle a tué, car voici le résultat de l'autopsie : « Intégrité absolue de tous les organes. Les centres nerveux et le cœur ont été examinés avec la plus minutieuse attention. Le cœur, en particulier, n'offrait aucune trace d'altération valvulaire. Les artères coronaires ont été ouvertes et étaient perméables et vides. »

(1) Huchard. Union médicale, 1879.
(2) Huchard. Revue de médecine, 1883.

« L'aorte, parfaitement souple, nullement athéroma-
teuse, n'est pas épaissie; l'orifice est suffisant ».

Le Dr Armaingaud a signalé (1) un cas de mort subite chez une jeune femme récemment accouchée, sans
qu'on ait jamais constaté, chez elle, aucun signe de lésions cardio-aortiques. Encore une angine réflexe, une
pseudo-angine de poitrine par conséquent, qui s'est terminée par la mort.

Dira-t on qu'elles diffèrent par des symptômes moins
accusés, par la longueur des accès? Mais que d'angines
types, observées chez les tabagiques, névropathes, etc...,
et que d'accès à durée longue survenus chez des athéromateux !

Nous sommes heureux de pouvoir citer, à l'appui de
notre opinion, les lignes suivantes écrites par notre excellent ami le docteur Marie, à propos de l'angine de
poitrine chez les hystériques (2).

« De quelle façon faut-il donc juger l'angine de poitrine
dans l'hystérie ? Devra-t-on admettre qu'il ne s'agit pas
là d'une angine de poitrine véritable, sous prétexte
qu'elle ne correspond à aucune des lésions de l'angine
vulgaire ?

« C'est là un argument de peu de valeur. N'appartient-
il donc qu'à la lésion seule et non à tout obstacle fonctionnel, quelle qu'en soit la nature, d'amener la détermination symptomatique, et le résultat ne sera-t-il pas
le même, que la fonction soit entravée par une lésion
matérielle, grossière, persistante ou qu'elle le soit sim-
plement par une gêne circulatoire non justiciable de
l'examen anatomique? Le tout est qu'on admette l'opinion de la plupart des médecins sur l'origine purement
circulatoire ou dynamique des manifestations hystériques.

(1) Armaingaud. Bordeaux médical, 1877.
(2) Marie. Deux observations d'angine de poitrine dans l'hystérie.
Rev. de méd., 1882.

« Comme bien d'autres névralgies auxquelles on l'a plus d'une fois assimilée, l'angine de poitrine ne pourrait-elle avoir des origines diverses ? Sont-ce des fausses névralgies que les névralgies des chlorotiques, des anémiques, des arthritiques, névropathes ?..... En résumé, nous pensons que l'angine de poitrine doit être considérée, non comme une maladie spéciale existant de toutes pièces, mais comme un syndrome pouvant s'observer dans un certain nombre d'affections, et révélant, il est vrai, quelques caractères spéciaux suivant la maladie à laquelle elle est due, mais restant toujours cependant l'angine de poitrine.

« Celle des hystériques est tout aussi parfaitement analogue à l'angine de poitrine vulgaire que l'hémianesthésie des hystériques est comparable à l'hémianesthésie produite par la lésion de la partie postérieure de la capsule interne, ainsi que l'a démontré M. Charcot depuis près de dix ans.

« Mais, pourrait-on nous objecter, une preuve que cette angine de poitrine des hystériques ou des nerveux n'est qu'une fausse angine de poitrine, c'est son peu de gravité : dans toutes les observations qui sont citées ici, il n'y a pas un cas de mort ; est-ce ainsi que procède la vraie angine de poitrine ?

« Certes, nous ne prétendons pas que cette forme d'angine de poitrine est aussi grave que celle qui s'accompagne de lésion du cœur ou des gros vaisseaux, et nous admettons volontiers la formule de M. le professeur Parrot : « Ce n'est pas la lésion qui fait l'angine, mais c'est elle qui fait sa gravité. »

« Il ne faut pas oublier non plus qu'il y a dans la science un nombre assez considérable d'autopsies d'angine de poitrine absolument négatives, ce qui tendrait à prouver que l'angine de poitrine des nerveux n'est peut-être pas aussi bénigne qu'elle le semble au premier abord. »

C'est pourquoi nous repoussons cette division en angine de *poitrine vraie* et *pseudo-angine ;* nous préférons de beaucoup la distinction en angine par *névralgie* et par *névrite cardiaque :* la première, légère ou grave; la seconde, toujours grave.

L'*angine rhumatismale* sert d'intermédiaire; l'hypérémie des nerfs du cœur est-elle peu intense, elle donne lieu à une forme ébanchée, relativement bénigne, comparable à la névralgie ; est-elle plus étendue, plus vive, c'est l'angine grave; va-t-elle jusqu'à la phlegmasie, condition qu'on trouve réalisée dans certaines péricardites aiguës, la mort peut en être la conséquence.

Cette étude clinique nous a mis à même de voir quel rôle joue le rhumatisme en général dans la production de l'angine de poitrine.

Le rhumatisme aigu peut provoquer l'angor pectoris directement protopathiquement, par hypérémie du plexus cardiaque : c'est la variété que nous avons eue principalement en vne dans notre travail ; et indirectement par l'intermédiaire de la phlogose soit du péricarde, soit de l'aorte.

D'autre part, le rhumatisme peut déterminer les altérations chroniques de l'aorte et c'est alors que, l'alcoolisme aidant, il y a athérome aortique, péricardite concomitante, et névrite cardiaque chronique.

Enfin l'arthritisme, qu'on rencontre chez un grand nombre d'angineux, le plus souvent névropathes, compte le rhumatisme aigu ou chronique, articulaire ou viscéral parmi ses éléments étiologiques, sinon nécessaires, du moins les plus puissants.

DIAGNOSTIC.

L'angine de poitrine rhumatismale se présente d'ordinaire avec un cortège de symptômes si éclatants et
tellement pathognomoniques qu'elle est aisément recon-
nue. Cette douleur précordiale, rétro-sternale, angoissante, suivie d'irradiations dans le cou et le membre supérieur gauche, cette sensation de griffe, de constriction
ou de barre thoracique, son siège, son réveil ou son exagération par la pression dans le deuxième espace intercostal gauche au voisinage du sternum, voilà autant de
signes qui imposent le diagnostic.

Si nous ajoutons l'état spécial qui est sous la dépendance du tétanos vasculaire, pâleur et altération des
traits, aux troubles respiratoires et au désordre cardiaque, nous serons en possession de toutes les notions nécessaires pour pouvoir, sans crainte d'erreur, rapporter
les accidents à leur véritable cause, l'hypérémie du
plexus cardiaque.

Ces symptômes ne sont pas toujours aussi nettement
exprimés ; quelques-uns d'entre eux peuvent manquer,
telles que les irradiations douloureuses, ou bien la sternalgie n'a pas toute l'atrocité qu'elle revêt d'habitude ;
alors l'hésitation peut naître et l'on a le droit de se demander si le rhumatisme ne s'est pas localisé sur l'un
des éléments du cœur qu'il frappe volontiers, péricarde,
endorcade, myocarde, plutôt que sur ses nerfs, ou sur
l'aorte, à son origine.

Lorsque l'angor pectoris éclate brusquement sans phénomènes prémonitoires, on doit songer immédiatement
à l'hypérémie du plexus cardiaque, mais avec cette ré-

serve : l'hypérémie n'a-t-elle pas porté d'abord sur le péricarde pour rayonner de là sur les nerfs du cœur ?

Cette hypothèse semble encore plus naturelle lorsqu'il y a eu pendant vingt-quatre ou quarante-huit heures des troubles du pouls, intermittences ou arrhythmie, avec une légère dyspnée. Il faut donc suspendre son jugement, car les phénomènes cliniques de l'angor sont les mêmes dans les deux cas : ce n'est que la marche ultérieure de la maladie qui pourra dissiper les doutes. Or, s'il s'agit d'une *péricardite*, avec rayonnement sur les nerfs cardiaques, dès le second jour elle se manifestera par les signes stéthoscopiques assez évidents pour que son existence puisse être affirmée. On entendra à la base du cœur, au niveau du troisième espace ou du mamelon, un frottement unique, et systolique, ou, ce qui est bien plus fréquent, un va-et-vient, un frou-frou absolument significatif. En outre, un léger épanchement ne tarde pas à se former et l'on constate une augmentation de la matité, un affaiblissement des bruits normaux et une atténuation des bruits pathologiques.

Rien de semblable n'est observé dans l'hypérémie protopathique du plexus cardiaque : l'auscultation reste négative.

En même temps que l'inflammation du péricarde rayonne vers les nerfs du cœur, elle s'étend aussi aux nerfs phréniques, d'où la douleur à la base du thorax, au niveau des insertions diaphragmatiques et au cou, en avant du scalène ; d'où aussi l'arrêt momentané de la respiration, la suffocation menaçante.

Dans l'angine de poitrine rhumatismale, nous l'avons dit, les phréniques sont presque toujours respectés par le processus hypérémique; aussi, ne sont-ils point douloureux à la pression.

La *péricardite* ne se traduit pas toujours par des signes physiques nettement appréciables à l'auscultation et à la percussion. Il est toute une classe d'inflammations du péricarde, désignée sous le nom de *péricardites latentes*, dont le Dr Letulle a fait une intéressante étude (1), et qui souvent ne sont reconnues qu'à l'autopsie. D'autres fois, l'unique symptôme qui en revèle l'existence, c'est une douleur précordiale assez vive : c'est donc la seule variété qui nous intéresse ; mais, en pareil cas, cette douleur est augmentée par la pression dans les troisième, quatrième et cinquième espaces intercostaux, ainsi qu'à la base de la poitrine et au cou : c'est qu'en effet elle est due à une irritation du nerf phrénique. L'absence de ces points douloureux est la règle dans l'hypérémie cardiaque.

De plus, dans la *péricardite latente*, l'état général reste mauvais dans tout le cours de la maladie et va en s'accentuant, il y a de l'algidité, de l'adynamie ; mais il n'y a pas, comme dans l'angine de poitrine rhumatismale, des accès douloureux plus ou moins éloignés et un état relativement satisfaisant dans leur intervalle. Enfin, il est rare qu'au bout de quelques jours on n'entende pas les frottements caractéristiques.

L'inflammation du myocarde ne pourrait-elle pas se traduire cliniquement par quelques-uns de signes que nous avons assignés à l'hypérémie des nerfs du cœur ? C'est ce que nous allons examiner.

La *myocardite rhumatismale*, indépendante de toute inflammation des séreuses cardiaques, endocarde ou péricarde, est admise par quelques auteurs, notamment par E. Besnier (2).

Sa symptomatologie, encore obscure, nous explique le silence des auteurs à son sujet ; quoi qu'il en soit, outre les observations anciennes de Stanley (1816), nous pou-

(1) Letulle. Des péricardites latentes. Gazette médicale de Paris, 1879.

(2) E. Besnier. Art. Rhumatisme, In Dict. encyclopédique des sc. méd.

vons regarder son existence comme prouvée par une
observation récente de West (1).

Nous pensons qu'on peut la reconnaître à l'aide des
symptômes suivants : ce sont d'abord les signes d'excitation cardiaque portant, non sur l'impulsion, mais sur
la fréquence du pouls ; les battements sont précipités,
tumultueux, ils atteignent 120 et même 140 ; sans exagération du choc de la pointe. Cette période fait rapidement place aux symptômes caractéristiques qui sont
ceux de la parésie cardiaque. « Si, dans le cours du rhumatisme, on voit survenir des symptômes de parésie
cardiaque, en dehors de toute endocardite et de toute
péricardite, il y a lieu de songer à la myocardite aiguë,
en faisant toutefois une réserve pour l'endocardite, qui
peut ne pas intéresser les valvules et rester silencieuse. »
(Professeur Jaccoud (2).)

D'abord, le choc de la pointe s'atténue progressivement et peut même finir par disparaître ; en même temps,
le second bruit restant normal, le premier s'affaiblit et
peut être remplacé par un souffle mitral et tricuspidien.
Ce souffle, qui tient à l'impuissance des muscles papil-
laires, est doux et diffus ; peu à peu apparaît un signe
d'une grande importance, l'élargissement de la matité
précordiale, surtout dans le sens transversal ; toutefois,
cette matité conserve sa forme pyramidale à base supérieure. Le pouls devient irrégulier, petit ; il diminue de
fréquence, il peut tomber à 50 et même 40.

Au début, la sensibilité du cœur est appréciable, la
pression l'exagère ; mais il faut pour cela une pression
forte et qui s'exerce en plein cœur, c'est-à-dire autour
du mamelon, au niveau du quatrième espace ou vers la
pointe. Peu à peu la sensibilité s'émousse, ce qui est en

(1) Homolle. Art. Rhumatisme. In Dict. de méd. et de chir. pratiques.

(2) Jaccoud. Pathologie interne.

rapport avec la dégénérescence des fibres cardiaques ;
c'est d'elle aussi que dépendent ces symptômes qu'on
voit peu à peu se développer : dyspnée, cyanose des lè-
vres, du nez, des extrémités, et enfin léger œdème périmalléolaire.

Y a-t il, dans ce tableau, rien qui puisse rappeler les
phénomènes de l'angine de poitrine? Sans doute, la douleur, la dyspnée, les troubles du pouls, la pâleur et le
refroidissement sont des signes communs; mais quelle
différence dans leur manifestation? La douleur de l'angor
est autrement aiguë, déchirante, et de plus elle revient
par accès pour disparaître à peu près complètement une
fois l'accès terminé. Dans les cas où elle est continue,
son siège suffit à révéler sa cause; c'est dans le deuxième
espace et dans la région correspondante du sternum que
la pression l'exagère et non en plein cœur, dans le quatrième espace, par exemple.

La dyspnée est continue, va en se prononçant de plus
en plus dans la *myocardite*; celle de l'angine n'apparaît
guère qu'au moment des accès; le pouls, petit et irrégulier à ce moment, reprend sa force vers la fin de l'accès,
à mesure que le tétanos vasculaire s'éteint, puis sa ré-
gularité dans l'intervalle des crises, tandis que, dans la
myocardite, il est au début fréquent et assez fort, puis il
devient rare, faible, et ne se relève plus.

La pâleur, l'altération des traits, le refroidissement,
sont passagers s'ils sont causés pas un accès d'angor ;
ils sont continuels et vont s'aggravant, s'il y a myocardite; dans ce dernier cas, ils s'accompagnent toujours
de cyanose; on ne l'observe jamais ou à peine indiquée,
quand il y a hypérémie des nerfs du plexus cardiaque.

Enfin, la terminaison de ces deux maladies est tout à
fait différente. La *myocardite* aiguë, généralisée, qui
aboutit si rapidement à la dégénérescence, ne tarde pas
à amener un collapsus mortel ou encore une syncope.
L'angine de poitrine rhumatismale, au contraire, se ter-

mine toujours par la guérison et le retour absolu à la santé ; le cœur recouvre la parfaite intégrité de son fonctionnement. Notre malade, par exemple, qui a présenté des troubles fonctionnels si profonds, si graves, est parti complètement guéri : les battements du cœur étaient bien frappés, réguliers, il n'y avait pas de palpitations après la marche ou les efforts, ni douleur à la pression. Pourquoi ? Parce que l'hypérémie, mobile comme toute fluxion rhumatismale, avait disparu sans laisser de traces. Nous doutons fort que, si les accidents eussent été sous la dépendance d'une myocardite, celle-ci eût disparu de la même façon.

Un autre affection, des plus intéressantes, et qui compte les douleurs de l'angine de poitrine parmi ses symptômes, c'est l'*aortite aiguë* ; elle devait naturellement prende place ici, et, de même que la péricardite, cette *aortite* peut rayonner et s'étendre jusqu'aux filets nerveux qui rampent à la surface externe de l'aorte.

N'avons-nous pas vu l'inflammation concomitante de ces trois éléments réalisée dans la névrite chronique ? Et comme les accès douloureux peuvent n'être que la seule manifestation de l'aortite à son début, on doit faire à propos d'elle les mêmes réserves que nous avons reconnues nécessaires pour la péricardite.

L'*aortite aiguë* a été bien étudiée par Léger (1).

Cet auteur la croit très fréquente, surtout et presque exclusivement chez les athéromateux, alcooliques : pour lui cette inflammation aurait besoin, pour se développer, d'une sorte d'épine, qui serait alors constituée par des plaques athéromateuses ou calcaires préexistantes. Ce serait déjà là, en ce qui concerne nos malades, un signe différentiel capital, puisque aucun d'eux n'était alcoolique et ne présentait les symptômes d'une athéromasie précoce.

Mais l'*aortite aiguë* peut exister en dehors de l'athé-

(1) De l'aortite aiguë. Th. Paris, 1877.

rome ; l'inflammation peut atteindre l'aorte dans le cours du rhumatisme aigu et, s'il était nécessaire d'en donner la preuve, nous citerions le fait remarquable publié par notre ami le Dr Comby (1). La malade dont il a rapporté l'histoire et qu'il avait observée dans le service de notre excellent maitre, M. le Dr Siredey, a présenté, comme premier symptôme d'inflammation de l'aorte, des accès d'angine de poitrine, puis on entendit un souffle systolique dans le premier espace et, une semaine plus tard, un souffle d'insuffisance aortique.

Parmi les faits de Léger, nous trouvons les observations IX, X et XI, où l'influence du rhumatisme sur le développement de l'aortite est indiscutable.

Ceci étant admis, passons aux symptômes de cette affection.

Elle s'annonce d'ordinaire par des accès d'angine de poitrine avortés, accès typiques, avec les irradiations classiques. Le facies est pâle, terreux, en dehors des accès angineux, et la douleur précordiale s'accompagne d'une sensation de déchirure et surtout de brûlure rétro-sternale.

Au moment des crises, le pouls est fréquent, désordonné, il revient ensuite à 70, à 80 ; les deux pouls peuvent être inégaux : il faut pour cela une disposition anatomo-pathologiqne qui est loin d'être constante ; l'inflammation de l'endartère amène la formation de plaques saillantes, dites plaques gélatineuses, et si l'une de ces plaques s'est développée exactement au niveau de l'embouchure du tronc brachiocéphalique ou de l'artère sous-clavière, l'orifice est en partie obstrué et la radiale de ce même côté recevant moins de sang, le pouls sera naturellement moins fort que celui du côté opposé.

La dyspnée est peu intense.

____

(1) Comby. France médicale, 1882.

Bientôt apparaissent des signes d'hypertrophie cardiaque; le timbre des bruits est étouffé, mais sans adjonction de bruits anormaux; ceux-ci cependant ne tardent pas à se faire entendre : leur mécanisme est facile à comprendre; les parois de l'aorte, modifiées par la phlogose, se laissent dilater : on voit l'aorte se porter rapidement à droite et déborder le sternum de deux, trois et même quatre centimètres, à sa partie supérieure. L'aorte est donc dilatée au-dessus de l'orifice; par conséquent celui-ci est rétréci relativement, d'où un souffle systolique et même un second souffle diastolique, par exagération des ondes progressives : quelquefois, et en particulier dans le rhumatisme, il y a altération des valvules sigmoïdes et insuffisance et rétrécissement sigmoïdiens aortiques. On voit aussi se développer les signes d'une péricardite concomitante.

La toux est fréquente; il y a des hémoptysies, conséquence d'infarctus pulmonaires; de l'inégalité pupillaire, de l'œdème périmalléolaire.

Cette affection peut donc, par ses premières manifestations, simuler l'angine de poitrine rhumatismale, puisqu'elle a des accès douloureux identiques et les mêmes troubles du pouls. Néanmoins, et même à cette période douteuse, quelques symptômes différentiels peuvent mettre sur la voie du diagnostic; la sensation de brûlure rétro-sternale si tenace, si continue, l'inégalité des deux pouls et l'inégalité pupillaire n'appartiennent qu'à l'aortite et ne sont jamais observées dans l'angor pectoris.

A mesure que la maladie fait des progrès, les signes physiques spéciaux de l'aortite viennent mettre l'étiquette sur la nature des accès. La dilatation du vaisseau et les souffles que cette modification de calibre entraîne donnent à l'aortite une physionomie propre, et qui ne permet pas l'erreur de diagnostic; ils sont d'autant plus importants qu'ils peuvent être les seuls signes existants; les autres, tels que l'inégalité pupillaire, l'inégalité du pouls, font souvent défaut, de même que l'hypertrophie du ventricule gauche et l'œdème malléolaire ; comme aussi la sensation de brûlure peut être à peine ressentie, ou se confondre avec les autres phénomènes douloureux propres à l'angine de poitrine rhumatismale. En résumé, c'est donc cette même affection que l'on sera en droit de diagnostiquer quand les accès d'angine laisseront l'état général et l'état local assez bons dans leur intervalle, et qu'ils ne seront accompagnés ni de dilatation aortique, ni suivis d'aucune espèce de souffle.

Les autres affections, avec lesquelles on pourrait confondre celle que nous avons décrite, n'offrent avec elle que des analogies déjà fort éloignées : ce sont les *localisations pulmonaires et pleurales*, si fréquentes dans le rhumatisme aigu. La *congestion pulmonaire* et la *pneumonie* n'entraînent jamais de pareils phénomènes douloureux : nous n'en parlerons pas. Mais la *pleurésie*, avec son point de côté, la sensation de constriction thoracique qu'elle provoque, la dyspnée qu'elle occasionne, pourrait en imposer. Chez notre malade en particulier il y a eu trois poussées pleurétiques, et la troisième a coïncidé avec un accès d'angine. Nous voulons bien croire que l'épanchement qui s'est effectué subitement ait contribué à accroître la dyspnée, mais nous ne saurions admettre qu'il ait été la cause de la douleur rétro-stermale, des troubles du pouls et des troubles vaso-moteurs. De plus, notre malade avait eu deux accès avant l'apparition de tout épanchement. Mais, en général, une fois l'épanchement produit et devenu abondant, les accès douloureux, qui, nous le répétons, n'ont rien de comparable avec ceux que nous avons observés, ne se renouvellent plus.

Quand la pleurésie débute par la plèvre *diaphragmatique*, oh ! alors, nous avons un appareil symptomatique singulièrement proche de celui de l'angine de poitrine. Nous pouvons avoir de la dyspnée subite, une véritable angoisse respiratoire, de la douleur précordiale, de la douleur cervicale avec dysphagie et même des irradiations dans le membre supérieur gauche : la ressemblance va presque jusqu'à l'identité.

Le premier examen à pratiquer pour assigner aux accidents douloureux leur cause et leur siège précis, c'est l'exploration digitale. Dans l'angine de poitrine seulement, la douleur siège exclusivement dans le second ou le troisième espace et au cou le long du sterno-mastoïdien. S'il s'agit, au contraire, de l'irritation des branches terminales, du phrénique gauche, irritation qui retentit alors sur tout le tronc nerveux, la pression détermine de la douleur dans les deuxième, troisième, quatrième, cinquième espace intercostaux, à un travers de doigt du bord sternal ; il y a encore le point cervical, à la base du cou, au devant du scalène et, enfin, leur point inférieur si pathognomonique, le bouton diaphragmatique ; l'angoisse respiratoire est subite : c'est un arrêt de la respiration qui revient par accès très rapprochés, et qui n'ont rien de commun avec la dyspnée d'origine cardiaque, caractérisée par la fréquence et le peu d'ampleur des mouvements respiratoires ; le pouls est rarement troublé dans la *pleurésie diaphragmatique* et les phénomènes dus au tétanos vasculaire font défaut.

Enfin, les signes physiques de cette affection, frottements vers la base, avec affaiblissement du murmure vésiculaire, puis tous les signes de l'épanchement : voilà autant d'indices qui conduiront au véritable diagnostic, si toutefois les phénomènes douloureux et les troubles respiratoires n'offrent pas assez de certitude.

Nous répéterons pour la névralgie diaphragmatique, qui peut, à la rigueur, éclater dans le cours du rhumatisme aigu, ce que nous venons de dire pour la pleurésie diaphragmatique ; mais, dans ce cas, on s'appuiera surtout sur le siège des points douloureux et l'absence des troubles cardiaques.

Nous signalerons seulement la possibilité de la névralgie des deuxième et troisième nerfs intercostaux dans le rhumatisme; les trois points douloureux speciaux, l'absence absolue de troubles cardiaques et de tétanos vasculaire suffiront, dans tous les cas, à faire rapporter les accidents à leur véritable cause.

PRONOSTIC.

Si l'on en jugeait par nos observations, le pronostic serait toujours favorable, puisque, chez tous nos malades,
la guérison a été la règle. Mais, si l'on considère et la nature de l'affection et l'importance de l'organe affecté, on
ne peut se défendre d'apporter quelques restrictions à ce
caractère de bénignité. C'est, en effet, une fluxion que le
rhumatisme détermine sur les nerfs du cœur, et l'on ne
sait jamais jusqu'où s'étendra le processus hypérémique.
La mobilité, la soudaineté de son apparition, sont autant
de raisons qui doivent imposer une grande réserve. Et
sur quoi porte cette fluxion ? Sur l'appareil nerveux de
l'organe central de la circulation ; elle en trouble le jeu
normal et y occasionne les désordres les plus graves,
qui, s'ils avaient une durée plus longue que celle qu'ils
ont d'habitude, compromettraient certainement l'existence. Cette éventualité doit être envisagée, sans aucun doute ; elle est parfaitement en rapport avec l'état
présenté par les malades : torturés par une douleur atroce,
leur visage pâlit et se refroidit ; ils ont de la tendance à
la syncope et comme le sentiment d'une mort prochaine.
La vie est menacée, cela est certain, et sans l'interven-
tion thérapeutique rationnelle, dont nous avons fait
voir l'heureuse influence, nous ne doutons pas que la
mort ne puisse être la terminaison d'un accès.

Ce n'est pas dans l'accès lui-même qu'il faut chercher
les éléments d'un pronostic : ni l'acuité de la douleur,
ni l'exagération du tétanos vasculaire, ne sont suffisants
pour permettre de dire si tel accès se terminera par la

mort ; il en est de même de la polyarthrite rhumatismale, au cours de laquelle survient l'angine de poitrine : ni la violence des déterminations articulaires, ni le nombre ou l'importance des articulations prises, ne peuvent nous fournir de renseignement sur l'issue de la crise cardiaque. La répétition des accès, à de courts intervalles, constituerait déjà un certain danger. Mais c'est bien plutôt à l'état antérieur· des malades, au terrain constitutionnel, qu'il faut s'adresser pour juger de la gravité ou de la bénignité de l'attaque d'angor pectoris.

Si, ainsi que l'a dit excellemment M. Landouzy, si « en matière d'angine de poitrine, en général, l'étiologie a plus de valeur, au point de vue du pronostic, que la symptomatologie », nous croyons que, en ce qui concerne l'angine de poitrine du rhumatisme aigu, l'idiosyncrasie du sujet et l'état antérieur de son muscle cardiaque acquièrent, au même point de vue, une importance capitale.

C'est ainsi que, quel que soit l'appareil terrifiant de la symptomatologie, si nous avons affaire à une femme jeune et quelque peu nerveuse, il ne faut pas se laisser influencer par la violence de l'accès, ni par sa durée ; il se terminera heureusement, selon toutes probabilités.

Le malade est-il âgé, ses artères sont-elles déjà flexueuses ou dures, en un mot, est-il sur le chemin qui conduit à l'artériosclérose généralisée, le cas est grave. Le cœur, en effet, est surmené, fatigué, par le surcroît d'activité qu'il a dû déployer pour lutter contre la perte de l'élasticité artérielle, et il serait surprenant qu'il ne fût pas touché par une légère dégénérescence granuleuse ; or, en un tel état, une aussi rude atteinte ne saurait être impunément portée à son fonctionnement.

TRAITEMENT.

Le traitement applicable à l'angine de poitrine rhumatismale se déduit naturellement et rigoureusement de
la nature même de l'affection. Le plexus cardiaque est le
siège d'une hypérémie, d'une fluxion : c'est donc aux
émissions sanguines locales qu'il faut avoir recours pour
lutter contre cette hypérémie. Le trop de sang, en un
point donné, appelle la saignée en ce même point, cela
est logique et, nous ajouterons, cela est efficace : il suffit,
en effet, de voir les résultats d'une pareille médication,
chez ceux de nos malades où elle a été employée. Tous
accusent un soulagement immédiat, et qui augmente à
mesure qu'une certaine quantité de sang s'écoule. En
même temps, la constriction thoracique diminue, la respiration devient plus facile, le pouls prend un peu plus
d'ampleur et sa fréquence est abaissée ; peu à peu les
autres symptômes s'amendent. On ne saurait trouver
une meilleure preuve, ainsi que nous l'avons fait ressortir plus haut, de l'existence de la fluxion et de son
siège.

Quand on est appelé auprès d'un malade, en proie à
un accès d'angine de poitrine et qu'on constate la pâleur
des téguments, ces traits tirés et grippés, cet état de
lipothymie, de défaillance, ce pouls misérable et irrégulier, on ne peut se défendre d'une certaine hésitation,
avant de pratiquer les saignées locales ; mais pour peu
qu'on veuille réfléchir à la cause organique de tous ces
accidents, le mode de traitement que nous avons indiqué
apparaît comme la suprême ressource ; et le résultat
vient justifier la médication.

On ne se laissera pas arrêter non plus par le spectre de l'anémie rhumatismale, dont on a tant usé et abusé. Ce n'est pas la perte de quelques grammes de sang qui viendra accroître cette anémie, si tant est qu'elle existe, au degré qu'on a voulu le faire croire. Et le malade arraché au péril aura tout le temps de refaire les quelques globules qu'on aura soustraits à sa chair coulante.

Voici donc la conduite qui nous paraît devoir être tenue : si l'on est appelé au début de l'attaque ou peu de temps après qu'elle a commencé, on doit faire appliquer 6 ou 8 sangsues, qu'on laissera couler au moins une heure ; la perte de sang pourra dans certains cas être proportionnée à l'état de vigueur présenté à l'état normal et avant l'attaque par le sujet, mais non à son état de faiblesse actuelle, qui n'est qu'apparente et l'une des conséquences du tétanos vasculaire.

On pourra remplacer les sangsues par les ventouses scarifiées, au nombre de 4 à 6 ; mais leur application est difficile chez les sujets maigres, et les manœuvres qu'elle entraîne, la pression qu'elle nécessite, doivent faire préférer, s'il est possible, l'emploi des sangsues.

En attendant qu'on puisse recourir à l'un de ces moyens ou devant l'impossibilité matérielle d'en user on fera promener sur la région précordiale un sinapisme, ou l'on mettra un cataplasme sinapisé aussi léger que possible.

Enfin, et pour continuer l'action révulsive, il serait bon d'appliquer le lendemain un vésicatoire volant à la région précordiale. Son emploi pourra être renouvelé peu de jours après, s'il en était besoin et si la douleur, quoique de moindre intensité, se faisait sentir.

En même temps, l'on pourra faire des frictions sèches ou avec des liquides stimulants, vinaigre aromatique, eau-de-vie camphrée, sur les membres : tout ce qui peut favoriser la circulation périphérique trouve là une indication utile.

La médication interne devra surtout consister, au moment des accès, dans l'administration des stimulants diffusibles : l'éther en potion et même en injections sous-cutanées, l'acétate d'ammoniaque ; et, dans leur intervalle, l'alcool et l'extrait de quinquina.

Quand les désordres cardiaques sont trop prononcés, que l'irrégularité et l'inégalité des battements persistent après les crises douloureuses, on doit donner la digitale, mais a petites doses : 10 à 20 centigrammes en macération. On doit suspendre et même cesser complètement l'usage du salicylate de soude, si parfois on l'avait donné au début de l'attaque de rhumatisme et, dans les cas où les manifestations articulaires reprendraient une certaine activité, nous préférerions nous servir du sulfate de quinine, à la dose de 50 centigr. à 1 gramme.

On a employé avec succès, dans ces derniers temps, le nitrite d'amyle en inhalations contre les accès d'angine de poitrine grave ; l'action de cet agent thérapeutique s'exerçant sur les petits vaisseaux, dont il amène la dilatation, il serait rationnel de l'essayer dans l'angine de poitrine rhumatismale, puisque là aussi il y a contracture vasculaire.

Enfin, une alimentation légère, le lait et les tisanes diurétiques formeront la base du traitement général.

CONCLUSIONS.

1° Le rhumatisme aigu peut se localiser sur les nerfs du cœur, indépendamment de toute inflammation du péricarde, de l'endocarde, du myocarde ou de l'aorte.

2° Cette localisation se fait suivant le mode hypérémique, et peut dans certains cas aller jusqu'à la phlegmasie.

3° Cliniquement, elle se traduit par les symptômes de l'angine de poitrine.

4° Cette variété d'angine de poitrine revêt le plus souvent le type ébauché, qui correspond aux formes légères de la névralgie cardiaque.

5° La terminaison favorable paraît être la règle, et le cœur, une fois la guérison obtenue, revient intégralement à son état normal.

6° Le traitement consiste dans l'emploi des émissions sanguines locales : sangsues, ventouses scarifiées à la région préaortique; et l'application consécutive des révulsifs : vésicatoires volants, pointes de feu. Les stimulants diffusibles et les toniques (éther, alcool, extrait de quinquina) seront administrés au moment des accès et dans leur intervalle.

OBSERVATIONS

**Empruntée au Traité des maladies du cœur de M. le professeur
Peter.**

Rhumatisme articulaire aigu. Hypérémie du plexus cardiaque.
Pleurésie gauche.

Dans la soirée du 12 février 1879, j'étais appelé à voir en con-
sultation, avec le D⸢r⸣ Masse, une dame d'une trentaine d'années,
atteinte de rhumatisme articulaire aigu, qui venait d'être prise
subitement des accidents cardiaques les plus formidables et les
plus insolites.

Quand j'arrivai, refroidissement des extrémités, qui semblaient exsangues, pâleur et refroidissement de la face, qui était
grippée. Voix faible et presque éteinte ; douleur vive, angoissante, à la région précordiale supérieure, non pas en plein cœur,
mais « en plein plexus cardiaque », indiqué par la main de la
malade comme occupant la partie du deuxième espace intercostal gauche voisine du sternum et de la partie du sternum ad-
jacente.

Cette douleur à siège si particulier rayonnait vers le cou et
l'épaule gauche; elle était augmentée par la pression, et celle-ci
provoquait de la douleur sur le trajet pneumogastrique gauche
du cou.

En même temps que cette douleur, il y avait une grande dyspnée.

Le pouls était petit, misérable et fréquent à 124. Il était inégal, mais non intermittent. La température axillaire était près
de 40°, hauteur qu'elle atteignait depuis quelques jours.

L'auscultation ne révélait aucun signe de péricardite ; il n'y
avait d'ailleurs aucune douleur aux insertions diaphragmatiques

ni sur le trajet cervical du phrénique. Il n'y avait pas davantage de signe d'endocardite ; pas le plus petit bruit de souffle valvulaire.

Je conclus à une subite hypérémie rhumatismale du plexus cardiaque, comme se prend parfois le cerveau à la suite de la disparition des manifestations articulaires (ce qui était le cas de la dame).

Il n'y avait pas à se dissimuler la gravité du cas ; on considérait la malade comme perdue. Cependant, étant donné la nature probable des accidents, je prescrivis une application, au siège même de la douleur, de six sangsues, à laisser au moins une heure après leur chute, et je conseillai cette émission sanguine locale malgré la pâleur, le refroidissement, l'aspect syncopal, ou plulôt à cause de tout cela. On voulut bien m'écouter, et le docteur Masse fit lui-même l'opération et en surveilla les effets.

Le lendemain matin, amélioration considérable, pouls moins fréquent, à 112, moins petit ; face moins grippée, rosée, le nez s'est réchauffé, comme les extrémités, qui ne sont plus exsangues.

Douleur locale moindre, comme l'angoisse et la dyspnée. Pas plus de signes de péricardite, d'endocardite ni de pleurésie que la veille. Température abaissée de quelques dixièmes de degré.

Application d'un grand vésicatoire à la région précordiale supérieure (au-dessus du sein gauche).

J'abrège, pour dire que du 15 au 27 février, période pendant laquelle je vis chaque matin la malade avec le Dr Masse, la douleur locale et les accidents fonctionnels allèrent lentement, mais progressivement en décroissant.

Dans les premiers jours de mai, signes d'une pleurésie légère à gauche. L'épanchement n'occupa guère que le cinquième inférieur du thorax.

Toujours aucun signe de péricardite, et (chose bien plus singulière, en raison de la gravité de ce rhumatisme et de l'élévation de la température qui restait toujours au-dessus de 39°) aucun signe d'endocardite.

Ce n'est qu'en avril que commença la convalescence. L'appétit, qui avait toujours été nul, revint peu à peu ; la température s'abaissa vers la normale. Mais la faiblesse et la maigreur étaient excessives. Il n'y avait plus aucune trace de la douleur du plexus cardiaque, et la pression, qui la réveillait encore huit jours après l'explosion, ne la provoquait plus.

Je dois ajouter que jamais, même le soir du début des accidents, je n'avais déterminé, par la pression avec ls doigt, au troisième, et surtout au quatrième espace intercostal gauche, la douleur que cette pression fait nette au cas de myocardite, comme je l'ai constaté en pareille circonstance.

Ainsi, au cours d'un rhumatisme aigu, et après la disparition des manifestations articulaires, un fait incontestable : accidents formidables, et, un autre fait non moins incontestable, pas de péricardite, pas d'endocardite, pas de myocardite.

Conclusion légitime : c'est que la douleur subite et l'angoisse consécutive, ainsi que les troubles fonctionnels dépendaient non directement du cœur, mais de ses nerfs.

Deuxième conclusion, non moins légitime : c'est qu'avec ses 40° cette femme ne faisait pas seulement de la douleur, de l'algos, de la névralgie, mais, étant connu le génie rhumatismal et ses processus, de l'hypérémie, sinon de la phlogose, dans son plexus cardiaque. De sorte que si elle n'avait pas encore une névrite cardiaque, elle était sur le chemin de celle-ci.

D'ailleurs, l'amélioration rapide à la suite de l'émission sanguine, et la guérison définitive par le fait de la médication antiphlogistique, démontrent la nature des accidents.

Cette femme avait eu comme « un rhumatisme cérébral » de son plexus cardiaque.

Observation II (personnelle).

Rhumatisme articulaire aigu. Hypérémie du plexus cardiaque.
Pleurésie gauche. Entérite.

Le nommé Bourguignon, âgé de 25 ans, garçon de magasin, entre, le 30 janvier 1883, à l'hôpital de la Charité, salle Saint-Jean-de-Dieu, no 9, service de M. le professeur Peter.

Antécédents héréditaires. — Mère rhumatisante.

Antécédents personnels. — Aucune maladie dans l'enfance; pas de chorée. Pleuro-pneumonie gauche il y a quatre ans ; s'est rétabli complètement. Depuis le 1er janvier de cette année, à peu près, diarrhée presque continuelle, et, pendant la semaine qui a précédé son entrée à l'hôpital, malaise et un peu de fièvre le soir.

Le 28. Il ressent quelques douleurs dans les genoux et les pieds, fièvre dans la nuit, le lendemain douleurs plus fortes ; impossibilité de se lever.

Il entre à l'hôpital le 30. Le soir, je constate que la peau est chaude (39,8), moite; le genou droit est légèrement tuméfié surtout à sa partie interne ; le genou gauche est à peine touché; le cou-de-pied droit est œdématié, rose, douloureux.

Le pouls est fort, plein, mais régulier, avec quelques intermittences.

Rien à l'auscultation du cœur. Bruits nettement frappés. L'auscultation des poumons est négative.

Rien de génital. Pas de syphilis; s'est exposé au froid dernièrement.

Le 31. Le poignet droit s'est pris dans la nuit ; gonflement rosé notable. Même état des genoux et des articulations tibiotarsiennes.

Le pouls (88) est toujours fort et plein; il y a encore des intermittences qui reviennent à peu près toutes les trois ou quatre pulsations ; celles-ci sont régulières et égales dans l'intervalle des arrêts.

Le malade se plaint d'une douleur qui siège à la région précordiale, à sa partie supérieure, et qu'il compare à la sensation d'une barre, située transversalement. La pression avec la main, à plat, n'augmente pas cette sensation douloureuse, mais le doigt, promené dans les espaces intercostaux voisins, détermine une douleur extrêmement vive, dans le troisième et surtout dans le deuxième espace gauche, dans une zone voisine du bord sternal gauche.

La pression exercée, même assez fortement, à la partie moyenne ou vers la pointe du cœur, n'accuse aucune sensibilité.

Le phénique gauche exploré, aux attaches diaphragmatiques et en haut au devant du scalène, ne souffre pas. Le pneumogastrique du même côté est un peu douloureux au cou, à la partie moyenne. Il n'y a aucune trace de souffle, ni de frottements. Rien à l'auscultation des poumons. T. 39,6.

La face est pâle, exprime la souffrance.

Traitement. — Six ventouses scarifiées à la région précordiale. Le soir, même état des articulations malades, les intermittences persistent, elles reviennent toutes les cinq ou six pulsations. T. 39,8 ; P. 88.

1er février. La douleur à la pression dans les troisième et deuxième espaces intercostaux gauche est bien moindre. La douleur spontanée a presque disparu. T. 39,6 ; P. 84. Mêmes caractères, intermittences plus éloignées ; elles restent quelquefois deux.à trois minutes sans reparaître.

La matité précordiale commence au bord supérieure de la troisième côte, et descend sur la ligne mamelonnaire, jusqu'au bord inférieur de la sixième ; le choc de la pointe a lieu dans le cinquième espace.

La fluxion articulaire a considérablement diminué.

Vésicatoire à la région précordiale. Sulfate de quinine, 0,50.

Le soir. P. 72 ; T. 39°,6. Épaule gauche douloureuse.

Léger dédoublement du deuxième bruit ; toujours ni souffle, ni frottement.

Le 2. Le poignet et le coude gauche sont tuméfiés et douloureux. La sensation à barre rétro-sternale est devenue aussi intense qu'avant-hier ; la respiration est plus difficile ; cette nuit, le malade a eu une crise qui a duré à peu près une heure, et pendant laquelle la douleur sternale a été très forte, et la dyspnée fort marquée.

. Le pouls est irrégulier ; il se fait une série de battements précipités et inégaux, séparés par une petite pause. Le dédoublement s'entend toujours.

Le soir. P. 80 ; T. 39°. Les douleurs de l'épaule et du poignet ont presque disparu. Le pouls est toujours irrégulier avec des intermittences.

Plusieurs fois dans la journée, au moment où le malade essayait de s'asseoir sur son lit, il a été pris de vertiges.

Le 3. Plus de douleur, à la pression, dans les espaces intercostaux ; la constriction thoracique se fait toujours sentir cependant ; elle est surtout perçue dans les profondes inspirations.

P. 84 ; T. 38°,6. Pulsations régulières et égales : intermittence. Dicrotisme exagéré. Redoublement du bruit : maximum à la partie moyenne. Absence de souffle et de frottement. Les articulations, déjà prises, sont toujours un peu douloureuses.

Dix minutes, environ, après ce premier examen, fait au moment de la visite, on s'approche de nouveau du lit du malade, il s'émeut, et sous cette influence le pouls devient plus fréquent (100), plus fort, plus serré et très régulier; les intermittences ont complètement disparu. Légère pâleur de la face.

Suppression du sulfate de quinine : macération de digitale, 0,20.

Le soir. P. 88; T. 39°,4.

Le 4. Même état. P. 94, régulier. T. M. 38°,4. T. S. 39°,4.

Le 5. La gêne respiratoire est considérable, le facies est pâle, les yeux sont un peu excavés. Le malade gémit, se plaint, et quand on l'interroge, il répond « que c'est la poitrine qui lui fait mal ». La pression dans le deuxième espace est douloureuse.

P. 108, petit, mais régulier; T. 38°,4.

A l'auscultation des poumons, obscurité de la respiration dans les deux bases; diminution de la sonorité.

Six ventouses scarifiées à la région précordiale.

Le soir. Respiration plus facile, non douloureuse.

P. 96, régulier, vibrant, fort; T. 39°.

Le 6. P. 92, régulier; T. 38°,8. Poumon gauche, submatité à la base, en arrière : souffle expiratif, aigre, égophonie; pas de point de côté. A droite, diminution du murmure vésiculaire (ventouses sèches).

Le soir. Peau très chaude, sèche, 39°,2. P. 104.

Le 7. Même état des poumons et du cœur. Douleurs articulaires moins vives. Pouls dicrote, régulier. T. M. 38°,8; T. S. 39°4.

Le 8. Le pouls est redevenu irrégulier. Battements tumultueux. Léger prolongement du premier bruit de la pointe.

Le 9. L'irrégularité et la faiblesse du pouls continuent; la dyspnée n'est pas plus considérable; le souffle pleurétique est très fort en arrière et à gauche; s'entend à droite et par propagation : car il disparaît de ce côté quand on approche de la ligne axillaire. T. M. 38°; T. S. 38°,4.

Le 10. La matité augmente. Pouls très irrégulier (76), pulsations inégales.

Le malade a les traits tirés; la face est pâle; la dyspnée est toujours peu intense. T. M. 37°,6; T. S. 38°,2. On supprime la digitale.

Le 13. Pulsations fréquentes, inégales; véritables faux pas. T. M. 37°,8; T. S. 37°,8.

Le 14. Les intermittences du pouls reparaissent; il est bondissant, vibrant; aucune trace de souffle à la base. L'épanchement seul diminue. T. M. 37°,4; T. S. 37°,8.

Le 15. Pouls redevenu régulier. T. M. 37°,8; T. S. 39°. Bromhydrate de quinine, 0,50.

Le 16. Intermittences éloignées. P. 116. Bruit de galop, redoublement du second temps; maximum un peu au-dessous du mamelon.

Nouvelle sensation de barre précordiale, perçue principalement quand il respire un peu fort.

Le soir, le pouls est régulier, mais petit. Le malade est plus oppressé que d'habitude. Même état pulmonaire. Le bruit de galop a disparu complètement. T. M. 37°,8; T. S. 38°,4.

Le 17. Pouls toujours régulier, mais fréquent, 124. Douleurs dans les reins et les articulations de la hanche.

Plus de bruit de galop; il y a eu une diurèse abondante, près de trois litres. Pas d'albumine.

La matité et le souffle ont beaucoup diminué en arrière et à gauche. Le soir, épistaxis : depuis plusieurs jours, il mouchait un peu de sang.

Le 18. La sonorité commence à revenir à gauche. Pouls régulier.

Le 20. L'épanchement a presque disparu. T. M. 37°,6; T. S. 37°,6.

Le 22. Diarrhée très abondante survenue brusquement sans autre trouble de l'appareil digestif, ni aucune modification de l'alimentation. S.-n. de bismuth opiacé. Eau albumineuse.

Le 25. Les selles deviennent moins fréquentes; pas de douleurs abdominales. La sonorité est à peu près complètement revenue à gauche; la respiration est encore un peu soufflante.

Le 27. Plus de diarrhée.

Le 28. Sonorité parfaite en arrière, plus de souffle au cœur; état normal; aucun bruit morbide, battements réguliers, un peu lents, bien frappés. L'appétit est revenu; le malade a mangé; les yeux sont excavés (viande crue, vin de qq. a.).

Peu à peu les forces reviennent, ainsi que l'embonpoint; les joues se remplissent et se colorent.

Il commence à se lever vers le 5 mars et semble complètetement revenu à la santé.

12 mars. Douleur thoracique gauche et inférieure.

Le 13. Même sensation douloureuse. Il semble « qu'on lui serre la poitrine comme dans un étau ». Cette douleur, à peine sensible quand le malade est couché, apparaît dès qu'il veut se lever et persiste s'il reste debout. Douleur à la pression dans le deuxième espace et dans le troisième : elle rayonne autour du mamelon; elle cesse quand on approche de la pointe du cœur. La matité précordiale a augmenté un peu; elle descend à 0,10 au-dessous du mamelon; cette matité est conique, à base supérieure; les battements du cœur, sensibles à la palpation, sont extrêmement fréquents (140), tumultueux, mais parfaitement réguliers.

Absence complète de souffle et de frottement.

Pas de douleurs sur le trajet des phréniques, ni les pneumogastriques. Face pâle, traits tirés, nez pincé, yeux excavés.

Rien du côté des articulations.

On fait appliquer huit sangsues à la région précordiale.

Le soir, douleur moins vive; le malade peut se lever et se recoucher sans avoir le même sentiment de constriction que le matin. Le pouls est toujours fréquent (120), mais régulier et bondissant; bruit de galop.

L'épanchement pleural s'est reformé; la matité remonte jusqu'à un travers de doigt au-dessous de la pointe de l'omoplate. Souffle et égophonie.

Les urines, deux litres en vingt-quatre heures, sont claires, non albumineuses. Macération de digitale, 0,20.

Le 14. Plus d'angoisse précordiale. P. 140. Vésicatoire précordial.

Le 15. Même état général. P. 128. Plus de bruit de galop.

Le soir, le pouls est petit, misérable (140). Peau chaude.

Le 16. Le bruit de galop a reparu : le dédoublement à second bruit est très net. P. 136. Ni souffle, ni frottement.

Pendant les jours suivants, le bruit de galop apparaît le matin, pour disparaître le soir et réciproquement; tantôt très marqué, tantôt à peine indiqué. Parfois, on le dirait formé par le dédoublement du second bruit, et d'autres fois, c'est le redoublement du premier bruit qu'on entend. Il disparaît enfin complètement le 24.

Le 23. Le malade se sent beaucoup mieux; la constriction qu'il éprouvait, depuis quelques jours, à la base du thorax, a disparu; l'épanchement pleural s'est complètement résorbé; plus de souffle, la respiration s'entend très bien jusqu'à la base.

Pendant tout le cours de cette rechute, la fièvre a été peu vive; l'appétit a persisté; pas de troubles digestifs, ni aucune tendance aux manifestations articulaires.

Le 26. Les battements du cœur sont bien frappés, sans bruit de galop. Le pouls est lent et régulier; le malade est assez tranquille, il peut se lever dans la journée.

Le 5 avril. Nouvelle constriction thoracique inférieure, avec réapparition du bruit de galop; il s'est reformé un troisième épanchement à gauche; matité, souffle, égophonie.

L'état général ne subit aucune aggravation; pas de fièvre, appétit conservé; un peu plus d'abattement.

L'épanchement commence à diminuer vers le 15, et disparaît peu a peu.

Le cœur a été ausculté tous les jours : tantôt il y avait dédoublement du second temps, tantôt redoublement du premier; absence complète de souffle ou de frottement. Les urines, sécrétées en quantité normale, n'ont jamais été albumineuses.

A la fin d'avril, plus de bruit de galop.

Pendant tout le cours du mois de mai, il ne survient aucun phénomène morbide nouveau. L'état général s'améliore : le malade engraisse. Le cœur, ausculté à différentes reprises, reste normal; battements très réguliers, bien frappés; pas de bruit de galop; ni souffle, ni frottements. Pas de douleur précordiale spontanée, ni de sensation de constriction thoracique; pas de douleur à la pression, même énergique. Pas de dyspnée. Poumons et plèvres revenus à l'état normal. Les articulations ont repris leur fonctionnement. Le malade, complètement guéri, part pour Vincennes, le 29 mai.

OBSERVATION III.

Due à l'obligeance de notre excellent ami, le Dr Rueff.

Rhumatisme articulaire aigu, seconde attaque ; hypérémie
du plexus cardiaque.

Mme Sch....., âgée de 63 ans, est une femme bien constituée, un peu nerveuse, mais n'ayant jamais présenté d'hystérie convulsive; elle s'est bien portée jusqu'à l'époque de la ménopause, où elle a eu, pendant cinq mois, un rhumatisme articulaire aigu qui s'est promené sur diverses articulations.

3 juin 1883. Elle fut de nouveau atteinte de cette affection, qui débuta aux membres inférieurs et envahit ensuite presque toutes les autres articulations.

Le 20. Alors que la malade était en voie de rémission, elle fut subitement prise, à trois heures du soir, d'un douleur précordiale très violente avec sensation de constriction thoracique et dyspnée des plus intenses, mais sans irradiation dans le cou ni dans le bras; la respiration était brève, saccadée, excessivement fréquente (40 inspirations à la minute). La malade se plaignait de battements de cœur très pénibles. A l'auscultation, on constate que les battements sont irréguliers et très fréquents, 120 à la minute; mais on ne trouve ni souffle, ni frottement d'aucune nature. Le pouls est aussi très fréquent et irrégulier. L'auscultation des poumons est normal et il n'existe pas d'éléments morbides dans les urines.

L'on détermine de la douleur par la pression au niveau des dernières côtes, vers le troisième espace intercostal et sur les parties latérales du cou.

Cet état d'anxiété et de dyspnée diminue un peu au bout de quelques heures, mais sans disparaître complètement; il en est de même des palpitations.

Le lendemain, la malade est examinée par M. le professeur Peter, qui constate les symptômes précédemment énoncés et ne trouve, après une très longue opération, aucun bruit de souffle, ni à la base, ni à la pointe. Il nous fait remarquer l'absence de toute cyanose soit à la face, soit à l'extrémité, malgré la dyspnée violente qui dure depuis la veille. Il croit à une hypérémie rhumatismale du plexus cardiaque et prescrit une demi-douzaine de sangsues à la région précordiale.

Le lendemain, cet état avait complètement disparu et, huit jours après, la malade entrait en convalescence de son rhumatisme articulaire.

Nous avons revu la malade à plusieurs reprises depuis cette époque, et encore tout dernièrement : elle ne présente aucun malaise qui puisse faire supposer chez elle une affection de cœur.

Martinet.   6

D'ailleurs, l'auscultation du cœur et de l'aorte nous montre que ces organes sont dans un état normal.

OBSERVATION IV.

(Thèse de Viguier.)

Mlle Marie R..., rentière, âgée de 23 ans, tempérament lymphatico-nerveux, née à Nîmes (Gard), de parents malingres, mais sans antécédents morbides, tomba subitement malade, à la suite d'une imprudence qu'elle avait commise. Au mois d'août de l'an dernier, elle se tint pendant un certain temps dans un endroit humide, dit Capitella, servant à entreposer les raisins. Quand elle y pénétra, elle était couverte de sueur et, en sortant, elle accusa un sentiment de courbature dont elle se plaignit à sa mère.

La journée se passa sans grande fatigue; mais, le soir, la malade, se sentant plus mal, fit mander le médecin.

24 août 1872. Fièvre assez forte, céphalalgie violente, yeux larmoyants, peau chaude et sèche, douleurs dans les reins et les articulations. Rien à l'auscultation ni à la percussion, soit aux poumons, soit au cœur.

Prescriptions : sinapismes aux jambes, tisane sudorifique, lotions d'eau sédative sur le front, potion calmante.

Le 25. Diminution de la fièvre, absence de céphalalgie; la sécheresse de la peau a disparu, mais il s'est produit un gonflement des genoux qui sont douloureux; pas d'épanchements. Rien du côté des organes thoraciques. Sur le soir, le pouls prend une légère accélération.

Prescriptions : frictions sur les genoux avec du liniment ammoniacal camphré, térébenthiné; fomentations sèches aux membres inférieurs. Le matin, la malade a pris une limonade Rogé. Pilules de carbonate de fer, vin de quinquina.

Le soir, un léger mouvement fébrile. Potion calmante; eau de laurier-cerise.

Le 26 au matin. Pas de fièvre. La malade prend deux bouillons. Les genoux sont toujours douloureux, néanmoins un peu moins tuméfiés; les mouvements articulaires sont pénibles; on sent un léger épanchement ; toujours absence de troubles cardiaques ou pulmonaires.

Prescriptions : ut suprà. Potion avec 75 centigrammes de quinine.

Les 27 et 28. Sous l'influence du sulfate de quinine, la rémittence vespérale a presque disparu, les genoux sont toujours douloureux et tuméfiés ; épanchement à peine perceptible.

Le 29. La journée est très bonne ; la malade n'accuse presque plus de douleurs dans le genou ; pas de fièvre vespérale. Continuation du traitement antérieur, sauf le sulfate de quinine.

Vers onze heures du soir, la malade est subitement atteinte d'une constriction angoissante qu'elle définit « comme si on lui serrait les deux seins ». Dyspnée intense, la malade cherche toutes les positions possibles pour trouver du soulagement ; douleurs précordiales s'irradiant vers le bras, jusqu'au milieu de l'avant-bras, fortes palpitations, intermittences dans les contractions cardiaques, puis lenteur progressive du pouls, pâleur de la face, refroidissement des téguments et des extrémités ; elle éprouve des défaillances très courtes, il est vrai, faisant craindre une syncope. Les paroles sont brisées, saccadées ; la malade fait de nombreuses inspirations sans éprouver le moindre soulagement.

Prescriptions : ventouses sèches sur la région précordiale, inhalations d'éthér, potion avec acétate d'ammoniaque, 6 gr., sinapismes aux membres inférieurs, frictions sur tout le corps avec de l'alcool camphré.

La malade éprouve quelque soulagement après l'application des ventouses et les frictions, les téguments reprennent leur température normale, le cœur reprend un rhythme moins intermittent et plus rapide, la dispnée est un peu moindre, la douleur précordiale et brachiale est constante.

A minuit, la malade respire plus librement sous l'influence d'une nouvelle application de ventouses sur l'épaule et sur la région dorsale gauche (continuation des inhalations d'éther). Demi-heure après, la malade est couverte de sueurs profuses qui amènent insensiblement la disparition de la dyspnée ; il se produit une réaction fébrile assez intense. La malade se sent brisée.

Le 30. Sur les quatre heures dn matin, la malade s'endort

d'un sommeil agité, troublé par des cauchemars, la douleur brachiale n'est plus que l'engourdissement.

De temps à autre encore, quelques palpitations réveillant en sursaut la malade.

Le lendemain, à midi, mieux très sensible; il ne reste plus qu'un sentiment extrême de lassitude; seulement, l'épanchement articulaire, l'influence des sinapismes, a reparu, ainsi que la tuméfaction et la douleur.

Le soir, un léger mouvement fébrile.—Potion avec 4 grammes de bromure de potassium, 2 pilules de belladone (Trousseau).

Le 31. Amendement dans l'état de la malade.

Prescriptions : ut suprà.

1er, 2, 3, 4 et 5 septembre. Même traitement; la malade se lève le 4; les genoux sont encore douloureux et tuméfiés, mais plus d'épanchement.

Le 6, La malade n'a pas encore vu apparaître ses menstrues ; dans la journée, douleurs des reins, sensation de pesanteur au bas du ventre.

Prescriptions : ut suprà.

Le 7. Dans la journée, la malade est reprise d'un nouvel accès, mêmes symptômes que dans le précédent, sauf la dyspnée, qui est bien moindre. L'accès ne dure qu'une heure au plus, caractérisé surtout par des troubles cardiaques; à la fin de l'accès, vomissements et selles copieuses.

Prescriptions : même traitement que dans l'accès précédent; une heure après l'accès, potion emménagogue avec tisane d'armoise, q. s., vin emménagogue, 30 grammes.

L'accès est bien moins fort que le précédent; les sueurs arrivent; le soir, mouvement fébrile.

Le 8. La malade voit apparaître ses menstrues, faiblement d'abord, puis avec caillots et coliques, puis assez abondantes.

Prescriptions : ut suprà.

Le 9. Amélioration notable; les menstrues continuent. — Fer, vin de quinquina, bromure de potassium, belladone.

Les 10, 11, 12 et 13. Mêmes prescriptions; amélioration continue; le 12 elle se lève, et le 14 elle peut faire une promenade en voiture.

Les jours suivants, la malade va de mieux en mieux.—Usage du fer, du quinquina; flanelle sur les articulations.

L'état de Mlle Marie R... s'est améliorée depuis ; elle a éprouvé seulement quelquefois une légère angoisse précordiale et un engourdissement de la région scapulo-brachiale, avec intermittences fugitives dans les contractions cardiaques, mais cela a été tout. La malade a continué longtemps, et reprend de temps à autre son traitement par le bromure de potassium et la belladone.

Depuis, il n'y a pas eu de rechutes.

OBSERVATION V.

(Thèse de Viguier.)

Henry V..., aide-major, stagiaire au Val-de-Grâce, âgé de 25 ans, tempérament lymphatico-nerveux.

Antécédents morbides. — Rhumatisme, pneumonie, bronchite, etc.

Antécédents de famille. — Grand-père maternel goutteux ; père rhumatisant et atteint d'affection cardiaque.

Rien du côté du cœur ni des poumons, anémie considérable produite par plusieurs attaques de rhumatisme, se localisant surtout dans les genoux et plus spécialement dans le genou gauche.

20 mai 1872. Je souffrais depuis quelques jours de douleurs rhumatismoïdes générales, comme cela m'arrive assez souvent et à chaque variation de temps et de température. Le soir en rentrant chez moi, je me sentais néanmoins plus libre du côté des articulations. Au moment de me mettre au lit, je fus subitement pris par une douleur précordiale angoissante et une sensation de constriction autour du thorax, suivant les insertions du diaphragme. J'eus à peine le temps d'appeler du secours et de tomber sur mon lit.

La dyspnée était atroce, les mouvements cardiaques lents, mais réguliers. La douleur précordiale s'irradiait au bras et à l'épaule gauche. J'avais toute ma connaissance, et il me semblait que j'allais mourir par asphyxie. Les mouvements respiratoires se faisaient bien, mais il me paraissait que les poumons ne pouvaient laisser pénétrer l'air. J'étais couvert d'une sueur froide et visqueuse, les téguments et les extrémités étaient refroidis.

Mon ami, le Dr M..., interne des hôpitaux de Paris, appelé immédiatement, crut reconnaître un peu de frottement péricardique et me fit mettre 18 sangsues sur la région précordiale.

Traitement.— Frictions ; potion ; eau de laurier-cerise, 6 gr. ; inhalations d'éther, etc.

Je souffris ainsi pendant près de deux heures jusqu'à ce qu'une certaine quantité de sang se fut écoulée.

L'accès se termina par une sorte de défaillance pendant laquelle je conservai l'usage complet de mes facultés et pus analyser une sorte de trismus, ainsi qu'un éblouissement accompagné de sensation de vide de cerveau.

Le 21. Rien de nouveau à constater. Lassitude extrême, engourdissement de l'épaule et du bras gauche.

Traitement. — Deux bouillons, potion calmante ; fomentations sèches aux membres inférieurs, redevenus douloureux.

Le 22. Visite de M. le professeur Axenfeld. Pour lui, l'affection qui se présentait était purement une névrose, qu'il ne pouvait qualifier, n'en ayant pas vu les manifestations. Il m'ausculta et ne trouva aucune trace de péricardite. Il blâma l'emploi des sangsues et m'engagea à n'user désormais que des dérivatifs moins affaiblissants.

Prescriptions. — Fer, quinquina, etc.

Le 22. J'entrai au Val-de-Grâce, où M. le professeur Colin me traita d'après cette dernière méthode, en définissant mon affection : troubles nerveux dus à l'anémie rhumatismale.

Je sortis de l'hôpital le 26 juin ; pendant ce laps de temps j'ai éprouvé quelquefois ce que j'appellerai une *aura anguinosa*, caractérisée par une douleur précordiale sourde et un engourdissement, ou de fourmillements dans le bras et l'épaule gauches. Ces symptômes précurseurs cessèrent après l'usage de ventouses, de l'acétate d'ammoniaque, etc.

Le 28. Deux jours après ma sortie, nouvelle crise, moins forte, mais caractérisée par un amoindrissement de la dyspnée et l'apparition de symptômes cardiaques, d'intermittences, de palpitations. Notons que ce dernier phénomène avait complètement fait défaut dans le premier accès. Séjour à l'hôpital du 28 juin au 4 juillet.

Traitement. — Ut suprà. Vésicatoire sur la région précordiale, potion calmante à l'eau de laurier-cerise.

Je suis envoyé en congé ; j'ai chez moi deux petites atteintes insignifiantes, résumées en angoisse précordiale, légère dyspnée, et douleurs caractéristiques du bras et de l'épaule gauches. A mesure que les accès se rapprochent, je constate la prépondérance des troubles cardiaques sur les accidents dyspnéiques et *surtout* l'apparition plus précoce de l'*aura anguinosa*.

Chacune de ces atteintes a coïncidé avec des douleurs rhumatismales plus ou moins fortes, précédant l'accès, et auxquelles il succédait par une sorte de métastase.

28 octobre. Nouvel accès. Mêmes symptômes que dans les précédents ; seulement la douleur constrictive du sternum est remplacée par un sentiment de strangulation exercée à la gorge et sur les muscles de la région postérieure du cou, douleur traversant la poitrine, comme celle que ferait éprouver un coup d'épée; accès se terminant par trismus et sentiment de défaillance déjà décrit.

Vomituritions et selles copieuses à la fin des accès.

Du 28 octobre au 10 novembre, séjour à l'hôpital, traitement tonique ordonné par le professeur Colin.

19 novembre. Depuis deux jours j'éprouvais l'aura anguinosa, c'est-à-dire, engourdissement de l'épaule et du bras gauches, palpitations, intermittences dans les contractions cardiaques, assez fortes pour me réveiller dans la nuit.

Je constate, à cette époque, l'apparition d'un nouveau symptôme précurseur, qui a été constante dans les accès suivants et m'en a prédit sûrement l'approche ; j'éprouvais une sorte de *frémissement cataire* s'irradiant dans les deux hypochondres et sensible à la main. C'est une sensation très pénible. Dyspnée moyenne, troubles cardiaques, intermittences, palpitations, sentiment de défaillances plus prononcés.

Traitement. — M. le professeur Villemin me traita par les ferrugineux, le quinquina, le bromure de potassium, l'arsenic (liquide de Fowler).

Sorti de l'hôpital le 17 décembre. Notons un léger accès dans la nuit du 2 décembre. Même traitement de l'accès que dans les précédents. Vésicatoire sur la région précordiale.

27 janvier. Depuis quelques jours mes douleurs rhumatismales avaient reparu.

Le 27. Pendant toute la journée, j'éprouvai l'aura anguinosa accompagnée de frémissement cataire.

6 heures du soir. Je suis pris d'un accès foudroyant, le plus terrible que j'aie jamais essuyé. Dyspnée atroce, troubles cardiaques (intermittences, palpitations), et de plus, de temps en temps, sensation d'un gonflement énorme du cœur, d'un violent effort de cet organe, suivi d'un affaissement brusque simulant une rupture. Éblouissements, défaillance, vomissements bilieux, selles copieuses, énorme refroidissement des extrémités. Pâleur de la face, bouche sèche et pâteuse, soif ardente. C'est l'accès pendant lequel j'aie eu le plus le sentiment d'une fin prochaine.

Transporté à l'hôpital sur un brancard, j'y subis mon accès jusqu'à deux heures du matin, heure à laquelle M. le professeur Colin, appelé par le médecin de garde, vint me prodiguer ses soins.

Prescriptions. — Acétate d'ammoniaque, ventouses sur le dos et la région précordiale, frictions énergiques, boule d'eau chaude. Malgré tous ces soins, je restai plus de deux heures sans me réchauffer. A la fin de l'accès sueur profuse, réaction fébrile, sensation nerveuse. Cet accès est celui qui m'a laissé les plus longues suites ; j'ai demeuré en effet dix-huit jours à l'hôpital dans un état d'affaissement impossible à décrire.

Traitement. — 27 janvier au 14 février. Tonique, vésicatoires successifs, ventouses, révulsifs successifs à chaque apparition de de l'aura anguinosa.

Sorti de l'hôpital en congé de convalescence jusqu'au 12 mai. Arrivé dans ma famille, séjour d'un mois et demi au lit par suite de rhumatisme articulaire reprenant une forme aiguë. Pas d'accès pendant cette période de temps, sauf quelques troubles cardiaques précédés d'aura anguinosa, mais promptement disparus sous l'influence d'un traitement préventif à chaque apparition de l'aura.

Je constate de plus en plus, dans ces accès, la prépondérance des troubles cardiaques sur les accidents dyspnéiques et surtout la continuation du symptôme précurseur, frémissement cataire dans les hypochondres.

Il est à noter que chaque accès est précédé de douleurs rhumatismales, et qu'après chaque manifestation de l'angine de poilrine je reste atteint de ces mêmes douleurs pendant dix à douze jours.

24 juillet. Nouvel accès foudroyant, mêmes symptômes ; seulement après l'accès je reste un mois à ne pouvoir marcher qu'avec des béquilles. Douleurs rhumatismales se maintenant encore aujourd'hui par intervalles.

Le 25. Nouvel accès moindre que le précédent.

Le 26. Nouvel accès, intensité de plus en plus décroissante.

M. Kelsh, professeur agrégé au Val-de-Grâce, m'a traité pendant cette période par le bromure de potassium associé à la belladone. Dans ces derniers accès j'ai éprouvé une sorte de tiraillement sur le péricarde, comme s'il était lié au diaphragme. Cette dernière sensation se maintient encore aujourd'hui et se manifeste au moindre effort, à la moindre émotion. Sorti de l'hôpital le 31 août. Depuis lors, grâce au traitement que je continue, je n'ai plus eu d'accès, j'éprouve seulement de temps à autre quelques symptômes d'aura, cédant à l'emploi des révulsifs ; emplâtre de thapsia, teinture d'iode, etc. Dans ces symptômes prédomine aujourd'hui le tiraillement péricardique dont j'ai parlé plus haut.

OBSERVATION VI.

Empruntée au travail de M. Huchard. Revue de médecine, 1883.

Angine de poitrine à frigore. Accès multiples. Pas de rhumatisme articulaire. Antécédents arthritiques.

M. C..., âgée de 27 ans, présente des antécédents arthritiques très nets : grand-père maternel ayant eu des accès de coliques hépatiques pendant plusieurs années, suivis d'une obstruction complète et permanente des voies biliaires, à laquelle il finit par succomber, à l'âge de 78 ans : grand-père paternel, goutteux et hémorrhoïdaire ; mère ayant la gravelle et souffrant fréquemment de coliques néphrétiques ; oncle maternel rhumatisant, mort de phthisie pulmonaire, après des hémoptysies extrêmement abondantes. Elle-même souffre beaucoup de migraines ; de douleurs dysménorrhéiques avec hémorrhagies ; elle a eu plusieurs fois des poussées d'urticaire et d'eczéma, et dans son enfance des épistaxis fréquentes, et plusieurs accès de laryngite striduleuse.

En décembre 1880, en rentrant d'une soirée, à deux heures du matin, elle est saisie, en avant de la poitrine, par un froid assez vif; elle rentre aussitôt chez elle, et elle n'était pas couchée, qu'elle ressent une violente douleur sous le sternum avec angoisse considérable, crainte et effroi de la mort ; irradiations très douloureuses au cou et aux deux membres supérieurs. On m'envoie chercher, et, lorsque j'arrive, l'accès était terminé après avoir duré un quart d'heure, mais non sans avoir laissé sur la physionomie les traces d'une profonde terreur. Pendant quinze jours, les mêmes accès, de moins en moins intenses, se reproduisirent presque toutes les nuits de une heure à quatre heures du matin. Ils disparurent complètement depuis cette époque pour ne plus jamais revenir, et il semble que, dans ce cas, une médication par le salicylate de soude (2 à 4 grammes par jour), n'ait pas été étrangère à l'amélioration rapide obtenue dans l'état de la malade. Il est utile d'ajouter qu'elle ne présentait aucun trouble du côté de l'estomac, ni aucune lésion cardio-*aortique*.

INDEX BIBLIOGRAPHIQUE

DESPORTES. — Traité de l'angine de poitrine, 1811.

KREYSIG. — Die krankheiten des Herzens. Berlin, 1814-1817.

FONTAINE. — Essai sur l'angine de poitrine. Montpellier, 1819.

GINTRAC. — Journal de la Société de médecine de Bordeaux, 1835.

CORRIGAN. — Traduction in Arch. gén. de méd., 1838.

BOUCHUT. — Revue médicale, 1841.

LARTIGUE. — De l'angine de poitrine (mémoire couronné par la Société médicale de Bordeaux), 1844.

BUCQUOY. — Névr. doulonreuse du plexus cardiaque,1860.

LANCEREAUX. — Société de biologie. Bulletin, 1864.

LOUPIAS. — De quelques observations d'anatomie pathologique pour servir à l'étude de l'angine de poitrine. Thèse de Paris, 1865.

BALL. — Du rhumatisme viscéral. Th. d'agrégation, 1866.

TRIPIER. — Archives générales de médecine, 1869.

PETER. — Gazette des hôpitaux, 1870.

HADDON. — Edinburgh med. Journal, 1870.

LASÈGUE. — Des intermittences cardiaques. Arch. générales de méd., 1872.

PETER. — Clinique médicale. T. I, 1873.

VIGUIER. — Angine de poitrine rhumastismale. Th. Paris, 1873.

GUTTMANN. — Anat. and., phys. med. f. kl. med. Berlin, 1873.

G. SÉE. — France médicale, 1876.

GAUTHIER. — Pathogénie de l'angine de poitrine. Thèse. Paris, 1876.

HOMMER. — Wiener. Medicinische. Wochenschrift, 1877.

LÉGER. — De l'aortite. Thèse de Paris, 1877.

ARMAINGAUD. — Angine de poitrine comme cause de mort subite chez les nouvelles accouchées. Bordeaux médical, 1877.

PETER. — Société clinique, 1878.

LEROUX. — Bulletin de la Société anatomique, 1878. — Angine de poitrine. — Mort subite. — Athérome artériel.— Compression du pneumogastrique droit.

Potain. — Des différentes formes de l'angine de poitrine. Gaz. des hôpitaux, 1879.

Letulle. — Des péricardites latentes. Gazette médicale, 1879.

Huchard. — Union médicale, 1879.

Letulle. — Rhumatisme du cœur et de son plexus. Arch. génér. de méd., 1880.

Hugues. — Nice médical, 1880.

Reynier. — Des nerfs du cœur. Th. d'agrégation, 1880.

Barr. — Angina pectoris. Liverpool, med. and chir. J., 1881.

Roussy. — Recherches cliniques et expérimentales sur la pathogénie de l'angor pectoris par rétrécissement ou occlusion des artères coronaires. Th. de Paris, 1881.

Potain. — Congrès de la Rochelle, 1882.

Cardarelli. — Le mallatie nervose et funzionali del cuore. Napoli, 1882.

Liégeois. — Revue médicale de l'Est, 1882.

Comby. — France médicale, 1882.

Marie. — Revue de médecine, 1882.

Peter. — Traité clinique et pratique des maladies du cœur et de la crosse de l'aorte, 1883.

Letulle. — Troubles fonctionnels du pneumogastrique. Th. d'agrégation, 1883.

Barié. — Revue de médecine, 1883.

G. See. — Traité des maladies du cœur, 1883.

Huchard. — Des angines de poitrine. Revue de médecine, 1883.

Lassègue. — Cardiopathies réflexes d'origine brachiale. Th. de Paris, 1883.

Landouzy. — Progrès médical, 1883.

Dreyfus-Brisac. — Gazette hebdomadaire, 1883.

Parrot. — Art. Angine de poitrine du Dictionnaire encyclopédique des sciences médicales.

Besnier. — Art. Rhumatisme, id.

Jaccoud. — Art. Angine de poitrine du Dictionnaire de médecine et de chirurgie pratiques.

Homolle. — Art. Rhumatisme, id.

Paris. — A. Parent, imp. de la Faculté de médecine, A. Davy, successeur
52, rue Madame et rue Monsieur-le-Prince, 14.